RALF EFRAIMSSON

Kerne setzen

VERLAG WILHELM ENNSTHALER, STEYR

Ralf Efraimsson – Sätt en kärna – ICA bokförlag Västeras
aus dem Schwedischen übersetzt von Helmut Kunze

2. Auflage 1986

ISBN 3 85068 177 7

Satz, Druck und Verlag: Wilhelm Ennsthaler, A-4402 Steyr

Inhaltsverzeichnis

Einleitung

Die ersten Nordlandbewohner glaubten, daß die ganze Welt von einem großen Baum, der Weltesche Yggdrasil, umschlossen ist, und daß Ask und Embla, die ersten Menschen, aus zwei Holzstücken, denen Gott Odin Leben einhauchte, erschaffen wurden. Alles Pflanzliche bedeutete ihnen sehr viel. Sie betrachteten die Esche lange Zeit als heilig und bis in unsere Tage wird dieser Baum in nordeuropäischen Ländern von Bauern zu Ehren besonderer Anläße neben ihrem Hof gepflanzt.

Früher wählte man am Land einen Dorfältesten, zu dessen Aufgaben es gehörte, den richtigen Zeitpunkt der Aussaat zu bestimmen. Das tat er, indem er das Saatgut in seinen Händen wiegte, es durch seine Finger rinnen ließ und daran roch, um festzustellen, ob es zeitig für die Erde, und indem er die Erde befühlte und beroch, um festzustellen, ob sie zeitig zur Aufnahme der Saat sei. Das war eine wichtige Aufgabe, die lange Erfahrung erforderte. Denn ging die Saat auf und wuchs, so hieß das Leben und Brot für die Menschen, tat sie das aber nicht, so hieß das Hunger und Tod.

Heute hat die Mißernte eines Jahres kaum mehr derart verheerende Folgen in der westlichen Welt, dennoch werden sich immer mehr Menschen bewußt, wie wichtig die Aufrechterhaltung des Gleichgewichts in der Natur und von welch grundlegender Bedeutung es für alles Leben auf der Erde ist, daß die Pflanzenwelt weiterlebt und sich entwickelt. Von der Energie, die wir Menschen zum Leben benötigen, kommt in der westlichen Welt ein Viertel von verschiedenen Pflanzensamen, während in der übrigen Welt diese Menge ganze 3 Viertel ausmacht. Weizen und Reis sind die beiden Pflanzen, die uns mit dem Großteil dieser Pflanzensamen oder Getreide, wie die Samen dieser Grasarten heißen, versorgen.

Manche Wissenschaftler sind der Ansicht, daß die ersten festen Ansiedlungen der Menschen dort entstanden, wo Bananen wuchsen. Anstatt ständig nach neuen Früchten zu suchen, lernte der Mensch, daß die Seitentriebe, die eine Bananenstaude bekommt, ihrerseits wieder Früchte tragen. Er sah, daß die neuen Triebe schneller sprießten, wenn er die abgeerntete Pflanze abschlug. Vielleicht haben diese Wissenschaftler recht mit ihrer Annahme, daß tropische Pflanzen schon früh kultiviert wurden. Daß der Mensch schon sehr bald gelernt hat, Nutzen aus ihnen zu ziehen, zeigen Wandmalerein aus über 3500 Jahre alten ägyptischen

Gräbern. Sie zeigen, wie damals Wein gebaut und geerntet und wie Wein durch Einmaischen der Trauben hergestellt wurde. Auch Feigen- und Granatäpfel -pflückende Menschen sind uns in solchen Darstellungen überliefert.

Früher waren bei uns tropische Früchte etwas, das man bestenfalls vom Hörensagen kannte, jedenfalls aber kaum zu Gesicht bekam, und es ist noch nicht lange her, daß man Orangen ausschließlich mit dem Weihnachtsfest in Verbindung brachte. Heute ist das dank moderner Verkehrsmittel wie Flugzeug und Kühltransporter ganz anders geworden, und fast das ganze Jahr über werden uns Früchte und Gemüse aus aller Herren Länder und aus allen Weltgegenden angeboten. Dieser Umstand, verbunden mit dem erhöhten Interesse für alles was wächst, hat dazu geführt, daß so mancher versucht, Kerne oder Samen solcher Früchte einzusetzen und auf diese Weise zu einem Orangen-, Kiwi- oder Mangobaum im eigenen Fenster zu kommen. Kann sein, daß auch Bohnen, Datteln, Nüsse, Korn und Erbsen schon mehr oder weniger geglückten Pflanz- und Zuchtversuchen ausgesetzt wurden.

Bedingungen und Voraussetzungen, daß solche Kerne und Fruchtsamen aufgehen und gedeihen, sind sehr unterschiedlich.

Dieses Buch soll eine Stütze für den sein, der gerne mit dem Ziehen von Fruchtpflanzen aus Samen und Kernen experimentiert. Hoffentlich kann es dazu beitragen, daß der Leser anhand einer Sammlung verschiedener Pflanzen und Gewächse zu Hause nach und nach Gelegenheit findet, die Früchte seiner Geduld und Mühe zu ernten.

Was ist eine Pflanze und wie funktioniert sie?

Eine Pflanze besteht in der Regel aus Wurzel, Stamm, Blättern, Blüten und Früchten. Alles das ist aus Zellen aufgebaut, die die Gewebe und Organe einer Pflanze bilden. Jede Zelle besteht aus dem Zellkern, dem Zytoplasma (restlicher Zellinhalt) und den Zellwänden. Daneben enthält eine Zelle noch Stoffe, die wichtige Aufgaben erfüllen, z. B. die grünen Chlorophyllkörner, die dem grünen Teil einer Pflanze die Farbe geben. Mit Hilfe des grünen Chlorophylls kann die Pflanze Wasser und Kohlendioxyd in einfache Zuckerarten umwandeln, die sie sodann teils als Energiequelle, teils zum Aufbau anderer, für sie lebensnotwendiger Stoffe verwendet. Gleichzeitig wird Sauerstoff abgegeben, den der Mensch zum Atmen braucht. Diesen ganzen Prozeß nennt man *Photosynthese* oder *Kohlensäureassimilation*. Er ist von grundsätzlicher Bedeutung für alles Leben auf der Erde.

Die Funktion der Wurzeln besteht darin, der Pflanze festen Halt im Boden zu geben und gleichzeitig Wasser und Nährstoffe aus der Erde aufzunehmen. Darüberhinaus sondern die Wurzeln gewisse saure Stoffe ab, die zur Aufspaltung von Mineralstoffen in der Erde beitragen, die die Pflanze dann besser verwerten kann. Diese Nährstoffe können von der Pflanze nur aufgenommen werden, wenn sie in Wasser gelöst sind. Zur Erfüllung ihrer Funktion brauchen Wurzeln Sauerstoff, aus diesem Grunde auch muß Luft in die Erde eindringen können. Wurzeln haben die Eigenschaft, über eine gewisse Zeit Nährstoffe zu speichern, ständige Überdüngung einer Topfpflanze kann jedoch zu Schäden an Wurzeln und Blättern führen.

Die Funktion des Stammes besteht darin, für den Transport von Wasser und Nährstoffen von den Wurzeln zu den Blättern sowie für den Rücktransport aufbereiteter Stoffe in die Wurzeln zu sorgen. Bei gewissen Pflanzen hat der Stamm außerdem die Aufgabe, Wasser und Nahrung zu speichern. In den meisten Fällen wird die Pflanze von ihrem Stamm in die Höhe gebracht, es gibt aber z. B. auch Kletterpflanzen, die einen schwachen Stamm haben und zum Licht kommen, indem sie an anderen Pflanzen oder Gegenständen hochklettern oder sich emporranken. Bei Pflanzen ist eine Vielzahl von Methoden des Kletterns entwickelt. Einige Pflanzen bilden lange krallenförmige Fäden aus, andere Ranken, die sich um einen Gegenstand schlingen, oder solche, die sich mit Saugnäpfen an ihren Enden an einer Unterlage festsaugen. Manche Pflanzen weisen an ihrem Stamm eine Unzahl kleiner Haarwurzeln auf, die sich ebenfalls auf einer Unterlage ansaugen.

Die Aufgabe der Blätter ist es, die wertvolle Sonnenenergie aufzufangen. Sie sind deshalb sehr oft besonders chlorophyllreich. Manchmal kann man beobachten, daß Topfpflanzen im Fenster ihre Blätter gegen das Licht drehen. Viele Pflanzen und Bäume haben ein sinnreiches System entwickelt, das ermöglicht, daß alle ihre Blätter möglichst viel Licht bekommen. Eine Birke z. B. kann eine Blattoberfläche von bis zu insgesamt 400 m^2 erreichen. Jedes Blatt ist mit einer großen Zahl von Spaltöffnungen, die geöffnet und geschlossen werden können, ausgestattet. Mit ihrer Hilfe kann die Pflanze die Wasserverdunstung regeln sowie Kohlendioxyd aus der Luft aufnehmen und Sauerstoff abgeben. Im Blatt selbst geht die Aufbereitung einfacher Zuckerarten für den eigenen Aufbau vor sich. Pflanzen, die aus Gegenden mit reichlicher und gleichmäßiger Wasserzufuhr stammen, haben häufig große Blätter, um eine ausreichende Wasserverdunstung zu gewährleisten. Pflanzen aus Gegenden mit knapper und unregelmäßiger Wasserzufuhr haben kleine oder überhaupt keine Blätter, z. B. die Kakteen. Bei den Kakteen geht die Photosynthese ausschließlich im Stamm vor sich, sein Wachstum ist daher entsprechend langsam.

Die Aufgabe der Blüten besteht darin, durch ihren Duft, ihre Farbe oder ihre Form Insekten anzulocken, damit die Befruchtung zustande kommt. Bei Pflanzen mit unansehnlichen, unscheinbaren Blüten ist in der Regel anders für die Befruchtung vorgesorgt. Einige Orchideenarten sehen genau wie die Weibchen einer bestimmten Insektenart aus, und die Männchen, in der Annahme, es handle sich bei den Blüten um Weibchen ihrer Art, fliegen von einer zur anderen und übertragen so die Pollen und befruchten sie. Für verschiedene Pflanzenarten hatte es verheerende Folgen, als man im modernen Landbau begann, chemische Schädlingsbekämpfungsmittel einzusetzen. Mit den Insekten, die man so bekämpfte, starben auch die entsprechenden Pflanzenarten aus, weil ja andere Insekten sie nicht bestäuben wollten oder konnten. Bei den meisten Pflanzen funktioniert die Bestäubung jedoch nach wie vor, sodaß Früchte und neue Samen entstehen können.

Die Aufgabe von Früchten und Samen besteht in der Erhaltung des Fortbestandes der Arten. Die Verbreitung von Samen geschieht auf vielfältige Weise. Über den Erfindungsreichtum der Natur, wenn es um die Fähigkeit von Samen geht, sich bei der Gewinnung von Räumen für die Entwicklung einer neuen Pflanze gegen alle Widrigkeiten durchzusetzen, kann man nur immer wieder staunen. Viele Samenarten sind schwimmfähig und können sich auf diese Weise über Wasserläufe verbreiten. Andere Samenarten sind mit Flügeln oder Ähnlichem ausgestattet, was ihnen die Verbreitung über lange Strecken durch die Luft ermöglicht. Andere Samenarten wiederum sind mit Widerhaken versehen, sodaß sie an Menschen oder Tieren hängenbleiben, die sie ihrerseits oft weit von der Mutterpflanze entfernt wieder ausstreuen.

Das Fruchtfleisch, das sich um Samen herum bildet, wirkt oft ebenfalls bei der Verbreitung mit. Werden Früchte von Tieren als Nahrung aufgenommen, gehen dabei die Kerne mit und landen sodann irgendwann im Dünger weitab vom ursprünglichen Standort der Pflanze.

Die Vermehrung von Pflanzen kann auch anders als durch Samen vor sich gehen, z. B. durch Ableger, Wurzelausläufer, Zwiebel oder Knollen.

Was ist ein Samen oder ein Kern?

Jede Blüte hat u. a. einen oder mehrere Griffel und mehrere Staubgefäße. Der untere Teil des Griffels ist verdickt und heißt Fruchtknoten. Im Fruchtknoten befinden sich eine oder mehrere Samenanlagen. Die Befruchtung oder Bestäubung kann so beschrieben werden, daß das Pollenkorn (Blütenstaub), das männliche Zellen beinhaltet, am obersten Teil des Griffels, der Narbe, hängenbleibt, wenn es z. B. von einem Insekt von einer Blüte auf die andere übertragen wird. Dort keimt der Pollen und ein sogenannter Pollenschlauch drängt sich durch die Narbe und wächst weiter durch den Griffel.Wenn die männlichen Zellen auf diesem Wege die weiblichen Zellen der Samenanlagen im Fruchtknoten erreicht haben, geht die Befruchtung vor sich. Gleich darauf beginnen Fruchtknoten und Samenanlagen zu wachsen.

Preiselbeeren, Heidelbeeren, Johannisbeeren, Tomaten und Stachelbeeren stellen als Fruchtformen Beeren dar, die eine Vielzahl von Samen oder Kernen beinhalten. Kirschen, Aprikosen oder Marillen, sowie Pfirsiche werden Steinfrüchte genannt, weil der Samen gut geschützt in einer steinharten Schale verschlossen liegt. Himbeeren und Brombeeren sind Beispiel von sogenannten Sammelfrüchten, Erdbeeren und Ananas werden zusammengesetzte Scheinfrüchte genannt. Einige Früchte haben trockene harte Fruchtwände, die sich öffnen und dabei ihre Samen »ausstreuen«, wenn sie reif geworden sind; sie heißen Streufrüchte. Wenn eine derartige Frucht sich nicht öffnet und ihre Samen nicht ausstreut, heißt sie Nuß. Von der Kokosnuß bis zum Begoniensamen, von denen viele Tausende kaum 1 g an Gewicht ausmachen, reicht die Vielgestaltigkeit von Samen und Früchten.

Der Samen selbst besteht aus der Samenschale und dem Nährgewebe. Das Nährgewebe umschließt den Keim oder Keimling mit dem oder den beiden Keimblattanlagen und der Wurzelanlage. Das Nährgewebe enthält so viel an Nährstoffen für den Keim, daß es für die Entwicklung der ersten richtigen Blätter ausreicht, mit deren Hilfe dann die Pflanze selbst Energie aufbauen kann. Manche Samen sind nur kurz, andere wiedersind, wie Funde von über 1000 Jahre alten Samen bewiesen haben, überaus lang keimfähig.

Damit ein Samen zu keimen beginnen kann, bedarf es dreier Dinge: Wasser, Sauerstoff und ausreichender Wärme. Sobald der Keim etwas ausgetrieben hat, ist auch noch Licht notwendig. Wasser ist erforderlich, damit die Samenschale aufgeweicht wird und der Keim sie leichter durchbrechen kann.

Sauerstoff und damit Luft ist erforderlich für den Beginn der Lebensabläufe im Keim. Außerdem ist für die meisten Samen eine Temperatur von mindestens 10 bis 15 °, für Samen tropischer Pflanzen von 18 bis 27 ° notwendig, damit sie keimen können. Sobald der Keim mit den Keimblättern und etwas später den richtigen Blättern anwächst, muß die Pflanze auch Licht bekommen, damit sie selbst Energie produzieren kann.

Viele Samenarten haben so etwas wie eine biologische Uhr eingebaut, die bewirkt, daß sie nicht keimen, bevor sie nicht über einen längeren Zeitraum niedrigeren Temperaturen ausgesetzt gewesen sind. Solche Regeleinrichtungen finden sich bei Pflanzen, deren Samen standortbedingt und aus natürlichen Gründen erst im Frühjahr keimen sollen. Dieser Vorgang heißt in der Fachsprache *Stratifizierung*. Er kann auch auf künstlichem Wege herbeigeführt werden, wovon später noch die Rede sein wird. Außerdem können Samen, z. B. von Pflanzen, die aus Gegenden mit ausgeprägten Regenperioden stammen, mit einer nahezu wasserundurchdringlichen Schale ausgestattet sein. In diesem Falle kann man die Schale abfeilen oder abschmirgeln, um die Keimung zu beschleunigen .

Um einen Samen zum Keimen und Wachsen zu bringen, müssen außer den hier beschriebenen Voraussetzungen auch noch verschiedene andere Einflußfaktoren berücksichtigt werden.

Sie werden auf den nächsten Seiten behandelt.

Töpfe und Aussaatgefäße

Zuallererst muß man ein Gefäß haben, in dem man die Samen oder Kerne aussetzen kann. Die Auswahl für solche Gefäße ist groß. Die Vorteile der guten alten Tontöpfe sind nicht zu leugnen, vielleicht besonders deswegen, weil sie »atmen« und luft- und wasserdurchlässig sind. Es ist wichtig, daß Sauerstoff in die Erde eindringen kann und daß es auf die Dauer nicht zu sauer im Topf wird. Plastiktöpfe, auseinandergeschnittene Tetra-Verpackungen mit Löchern im Boden und andere Gefäße

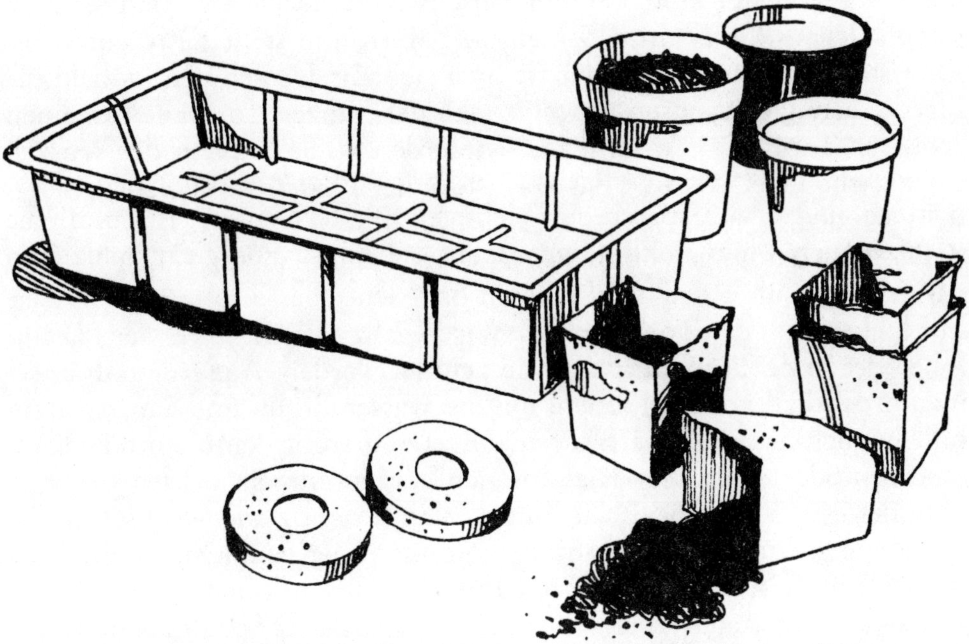

können ebenfalls verwendet werden, nachdem sie aber nicht »atmen«, ist bei ihnen die Gefahr der Übersäuerung der Erde immer gegeben. Andererseits haben solche Töpfe den Vorteil, daß sie die Erde eine Spur wärmer halten. Wählt man einen genügend warmen Aufstellungsort, gibt es allerdings auch bei Tontöpfen diesbezüglich kein Problem.

Während der letzten Jahre sind eine Reihe von Aussaatkisten und Minigewächshäuser auf den Markt gekommen, welche einige Vorteile bieten. Sie haben in der Regel lichtdurchlässige Deckel, sodaß für die entsprechend erhöhte Luftfeuchtigkeit gesorgt ist, was für die erfolgreiche Aufzucht der meisten in diesem Buch beschriebenen Pflanzen eine Vorbedingung ist. Sie bieten Platz genug für die Aussaat von Samen in größerer Zahl und können mit Bodenwärme aufgestellt werden, sodaß die erforderliche Erdwärme erreicht werden kann. Die Erde kann überdies in solchen Gefäßen länger feucht gehalten werden, sodaß, wenn die oberste Erdlage täglich gebraust wird, nur in Abständen von 10 bis 14 Tagen gegossen werden muß, was in Hinblick auf die Sauerstoffzufuhr in die Erde überaus günstig ist.

Als sehr vorteilhaft haben sich Torfbriketts, die beim Gießen zu kleinen netzverstärkten Beuteln aufschwellen, erwiesen. Man setzt in jeden solchen Beutel einen Samen oder Kern und stellt sie in eine Aussaatkiste. Auf diese Weise erspart man sich das Umschulen. Sobald die Pflanze genug gewachsen ist, setzt man den ganzen Torfballen in einen größeren Topf mit gewöhnlicher Topferde um. So braucht der Wurzelstock nicht angetastet und das Wachstum der Pflanze in keiner Weise gestört werden.

Bei Pflanzen im gewöhnlichen Tontopf kann man zur Feuchthaltung ein Trinkglas über den Topf stülpen oder eine Plastikfolie mit ein paar Luftlöchern um den Topf wickeln. Wird es allzu feucht unter der Plastikfolie oder in der Aussaatkiste, muß gelüftet werden. Außerdem dräniert man ordentlich am Topfboden, um die Wasserabfluß- und Sauerstoffzufuhrmöglichkeiten zu verbessern. Die Dränierung kann mittels Topfscherben oder einer Lage Kieselsteinen vorgenommen werden.

In der ersten Zeit, bevor die junge Pflanze richtig angewachsen ist, ist es günstig, wenn die Wasserzufuhr von unten her geschehen kann. Nur das tägliche Brausen der obersten Erdlage soll von oben geschehen. Es gibt dazu eine Reihe unterschiedlicher Typen von Sprühflaschen, mit denen das Wasser fein verteilt werden kann. Eine Übersäuerung der Erde soll auf alle Fälle verhindert werden, da Samen und Kerne sonst faulen können.

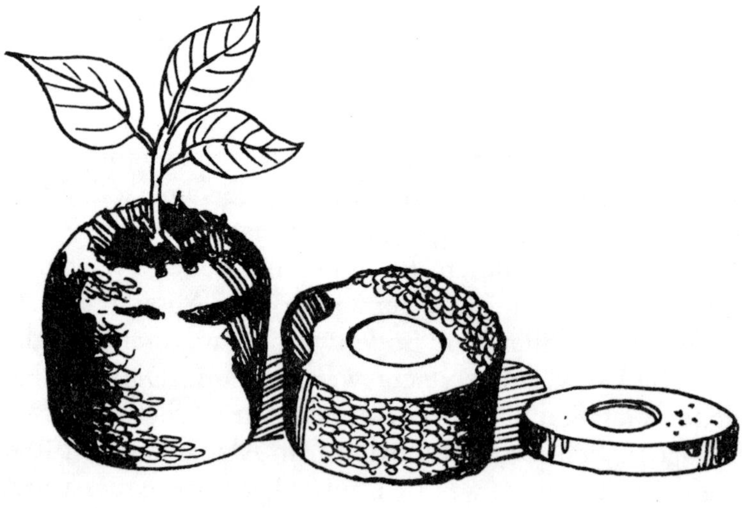

Erde und Nährstoffzufuhr

Die wichtigste Aufgabe der Erde ist es, den Wurzeln einer Pflanze festen Halt zu geben und Wasser und Nährstoffe für sie zu halten. Die Erde soll locker und durchlässig sein, damit Luft in sie eindringen kann und Wurzelatmung möglich ist.

Es gibt Erden mit stark wechselnder Zusammensetzung, von Gartenerde über reinen Lehm bis zum Torfmull. Die fertig abgepackten, im Handel erhältlichen Erden sind ebenfalls unterschiedlich in der Mischung, die meisten von ihnen sind reich an Torfmull mit mehr oder weniger beigemengten anderen Erden. Sie sind außerdem angereichert mit verschiedenen Mineralstoffen. Für die Aussaat bzw. für das Aussetzen von Samen oder Kernen sind sie jedenfalls geeignet.

Gartenerde, soweit man Gelegenheit hat, sich solche zu beschaffen, ist auch verwendbar, man läuft dabei aber immer eine gewisse Gefahr, Schädlinge einzuschleppen, was bei fertig gekaufter Erde, die dampfsterilisiert ist, nicht der Fall ist. Ebenso geeignet ist natürlich auch die Erde, die in den Aussaatgefäßen oder Torfbriketts mitverkauft wird.

13 von den insgesamt 16 Nährstoffen, die die Pflanze zum Leben braucht, sind in der Erde vorhanden. Die wichtigsten von ihnen sind Stickstoff, Kalium und Phosphor, auch Kalk ist für die Pflanze lebensnotwendig. Darüberhinaus benötigt die Pflanze eine Anzahl von Spurenelementen, z. B. Eisen, Kupfer, Bor u. a. In der Regel enthält die Erde für die ersten Monate genug davon, danach aber müssen der Pflanze Nährstoffe zugeführt werden. Bei der Aussaat bzw. beim Aussetzen der Samen oder Kerne soll mit Nährstoffen zurückhaltend umgegangen werden, verwendet man die Aussaaterde oder Torftöpfe, soll man etwas Nährstoffe zuführen, sobald die junge Pflanze die ersten richtigen Blätter bekommen hat. Danach soll die Nährstoffzufuhr entsprechend dem Wachstum der Pflanze erhöht werden, keinesfalls soll jedoch die für das verwendete Präparat jeweils vorgeschriebene Menge überschritten werden. Über den Winter kommen die meisten Pflanzen, wenn man ihnen von Zeit zu Zeit Nährstoffe zuführt. Für die in diesem Buch beschriebenen Pflanzen können die für Topfpflanzen üblichen Präparate genommen werden.

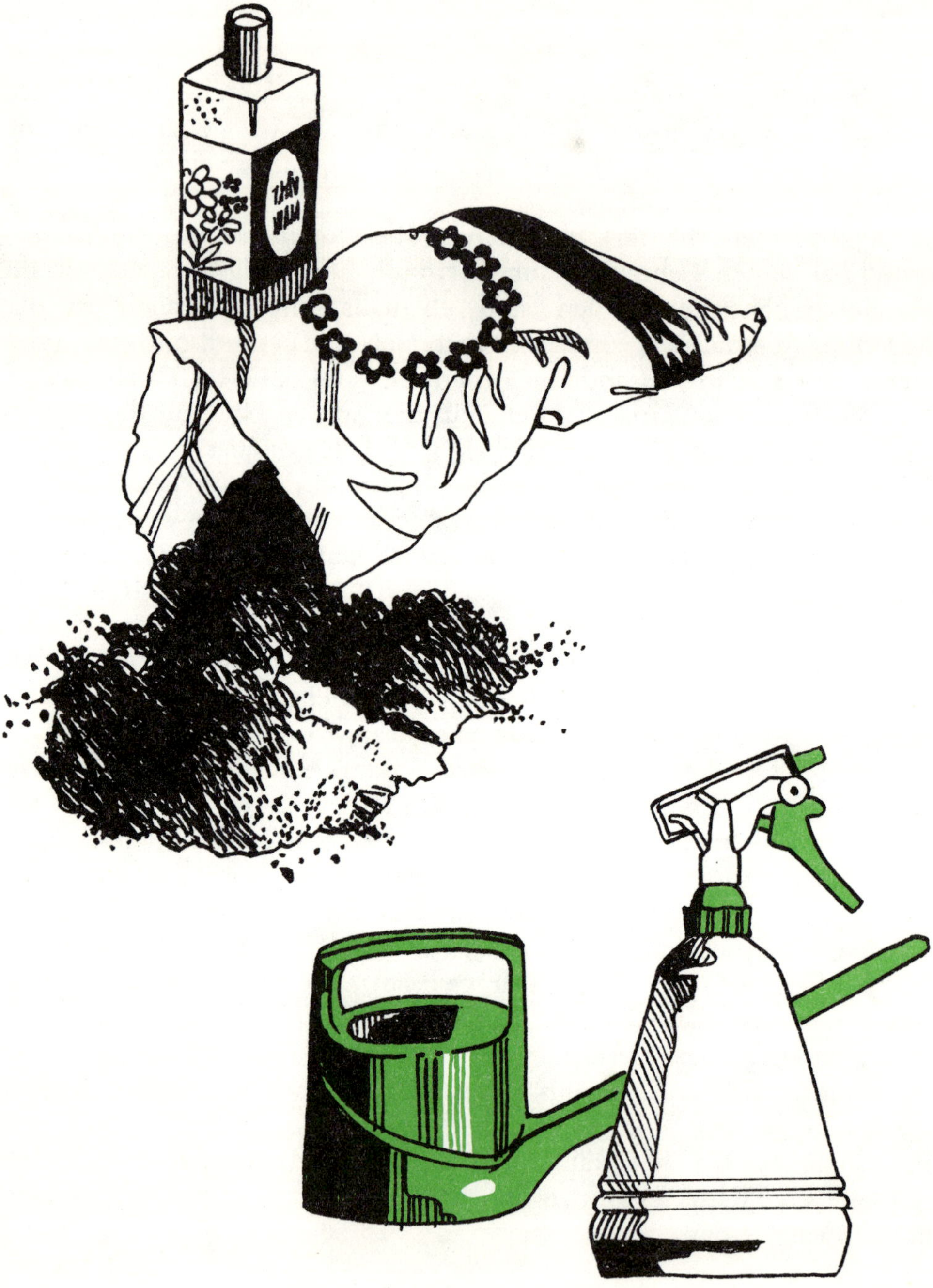

Wasser und Luft

Wasser und Luft sind für das Fortkommen junger Pflanzen, die gerade ihre ersten richtigen Blätter bekommen haben, von großer Bedeutung.

Voraussetzung allerdings ist, daß die Luft frisch ist. Viele Pflanzen sind sehr empfindlich gegen verunreinigte Luft, gegen Abgase, Rauch, Äthylengasentwicklung reifender Früchte sowie gegen Abstrahlung bestimmter Baumaterialien in Neubauten. Es empfiehlt sich daher, Räume, in denen man Pflanzen hält, öfter zu lüften. Dabei soll aber nicht vergessen werden, daß tropische Pflanzen schon bei + 4 °C unheilbare Schäden davontragen. Sie sollen beim Lüften daher weggestellt werden. Neben der Kälte vertragen diese Pflanzen auch keinen Luftzug. Eine junge Bananenpflanze z. B. verwelkt sehr schnell, wenn sie im Luftzug steht. Außerdem soll die Luft einen hohen Grad an Feuchtigkeit aufweisen. In modernen Wohnungen ist das eine gewisse Schwierigkeit, Abhilfe schafft das tägliche Abbrausen der Blätter mit raumtemperiertem Wasser. Bei Minigewächshäusern und mit Plastikfolie bedeckten Töpfen gibt es für die jungen Pflanzen diesbezüglich kein Problem.

Pflanzen, insbesonders tropische, sind auf frisches Wasser angewiesen und sind in dieser Hinsicht sehr anspruchsvoll. Unser Leitungswasser ist in der Regel ungeeignet, außer man kocht es ab und läßt es vor dem Gießen wieder auskühlen. Daran ist in erster Linie der Chlorgehalt des Leitungswassers schuld. Chlor ist nämlich wie Gift für manche Pflanzen, aber auch zu stark kalkhaltiges Wasser ist für eine Reihe von Pflanzen schädlich. Kann man sich Regenwasser beschaffen, ist das natürlich das Allerbeste. Für das Gießen von Pflanzen soll das Wasser jedenfalls raumtemperiert bis lauwarm sein.

Aussäen, Aussetzen und Aufstellen der Pflanzen

Bei Samen, die man im Geschäft kauft, ist meistens auf der Verpackung eine ausführliche Gebrauchsanweisung zu finden. Bei Samen und Kernen, die man eßbaren Früchten entnommen hat, weiß man nicht so leicht, wie verfahren werden soll, und nachdem das bei den verschiedenen Samen und Kernen sehr unterschiedlich sein kann, werden in diesem Buch bei der entsprechenden Pflanze genaue Hinweise darüber gegeben, wie ihre Samen oder Kerne ausgesät bzw. ausgesetzt werden sollen.

Was die Aufstellung von Topf oder Aussaatkiste betrifft, so soll sie in der ersten Zeit an einem hellen, später, wenn die Pflanze ihre ersten richtigen Blätter bekommen hat, an einem sehr hellen, aber nicht sonnigen Ort, geschehen. Die richtige Erdtemperatur zum Keimen von Samen oder Kernen muß zwischen 18 und 27° liegen, aus diesem Grunde ist Bodenwärme erforderlich. Bodenwärme bekommt der Topf oder die Aussaatkiste am einfachsten in einem Fenster mit einem Heizkörper darunter. Fensterbretter aus Stein oder Marmor kühlen, man muß sich in diesem Falle daher um etwas anderes umsehen, z. B. um einen Tisch, den man neben ein Fenster mit Heizkörper stellt.

Die Erdtemperatur kontrolliert man am leichtesten mit einem gewöhnlichen Außenthermometer.

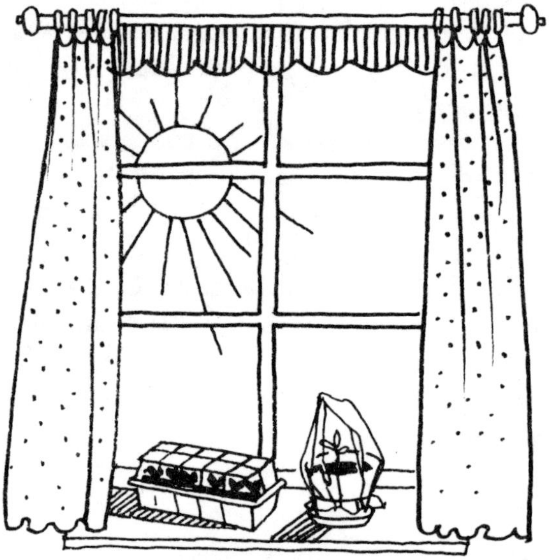

Wie lange dauert es, bis Samen und Kerne aufgehen?

Für jemand, der einen Samen oder einen Kern ausgesetzt hat und darauf wartet, bis ein erster Trieb sichtbar wird, ist natürlich die Frage von Bedeutung, wie lange es dauert, bis ein Samen oder Kern aufgeht. Eine allgemeingültige Aussage kann hierzu leider nicht gemacht werden, zumal so viele Faktoren dabei eine Rolle spielen und Samen von ein und derselben Pflanzengattung auch unterschiedlich Zeit zum Keimen benötigen können.

Ein Avokadokern z. B. kann zwischen 13 und 15 Wochen brauchen, bis sich ein erster Trieb zeigt. Bei anderen Kernen muß erst eine Stratifizierung vorgenommen werden, bevor überhaupt eine Keimung möglich ist. Wie eine derartige Stratifizierung übrigens vor sich geht, wird auf S. 24 beschrieben. Dattelkerne können sehr lange brauchen, bis sie keimen, und erst im Zustand des Auskeimens können sie ausgesetzt werden. Wer vor hat, eine Dattelpalme zu ziehen, muß demnach mit einer gehörigen Portion Geduld ausgestattet sein. Andere Samen und Kerne wiederum keimen sehr rasch. Für die Ungeduldigen unter den Lesern ist eine ganze Reihe solcher Pflanzen auf den folgenden Seiten beschrieben.

Auch wenn man alle Ratschläge, die in diesem Buch gegeben werden, genau befolgt, kann es vorkommen, daß Samen oder Kerne nicht aufgehen. Moderne Aufzuchtmethoden auf der ganzen Welt zielen aus verständlichen Gründen darauf ab, bei den verschiedenen Pflanzengattungen ständig den Ertrag zu steigern, was schließlich dazu geführt hat, daß viele Obstsorten mit an sich guter Ertragsfähigkeit steril geworden sind, das heißt, daß ihre Samenanlagen nicht befruchtbar oder ihre Samen nicht befruchtet sind und daher aus ihnen keine neuen Pflanzen mehr gezogen werden können. In gewerbsmäßiger Aufzucht werden solche Pflanzen vegetativ, z. B. durch Aufpfropfung, vermehrt.

Bei Steinfrüchten kann das den Keim umschließende Nährgewebe fehlen, was man dem Kern von außen nicht ansieht, und was man erst merkt, wenn nach dem Aussetzen des Kerns der junge Trieb nicht und nicht erscheinen will. Bei sterilen Kernen ist dagegen kein Kraut gewachsen, man nimmt in solchen Fällen am besten einen neuen Anlauf und setzt einen neuen Kern. Gott sei Dank entstehen aus den meisten Samen und Kernen doch junge Pflanzen, und man muß deshalb nicht gleich mißmutig werden, wenn es etwas länger dauert, bis es im Topf oder im Aussaatgefäß zu sprießen beginnt.

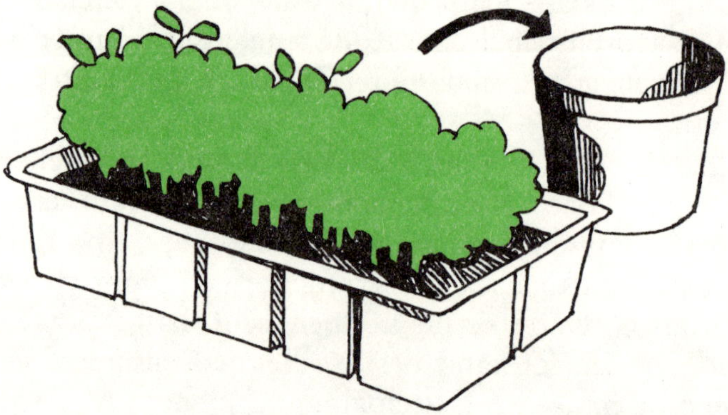

Umschulen und Umsetzen

Sobald die junge Pflanze etwas angewachsen ist und mehr Platz für ihre weitere Entwicklung braucht, wird ein erstes Umschulen notwendig. Hat man in der Aussaatkiste ausgesät, ist das ziemlich bald der Fall. Beim ersten Umschulen kann man entweder ein paar Pflanzen in einen größeren Topf, oder eine einzelne Pflanze in eines der handelsüblichen gepreßten Torftöpfchen verpflanzen. Die Wurzeln können nach und nach die Wände eines solchen Torftöpfchens durchdringen, sodaß man später Torftöpfchen samt Pflanze einfach in einen größeren Topf mit gewöhnlicher Blumentopferde umsetzen kann.

Die Erde im neuen Topf soll beim Umschulen gut durchfeuchtet sein. Man macht dabei am besten mit einem Bleistift ein Loch in die Erde und setzt die junge Pflanze hinein. Beim Herausnehmen der Pflanze aus der Aussaatkiste muß sehr vorsichtig vorgegangen werden, damit dabei die Wurzeln nicht beschädigt werden. Für gewöhnlich genügt es, die Pflanze mit den Fingern herauszuziehen. Man kann aber auch mit Hilfe eines kleinen Gartengeräts die Erde an den Wurzeln mitnehmen.

Es wurde schon erwähnt, daß Pflanzen, die von Anfang an in Torftöpfchen gezogen wurden, nicht umgeschult werden müssen, sie können dort ruhig ein wenig länger wachsen. Sie sollten, sobald sie etwa 10 bis 15 Zentimeter groß geworden sind, in einen größeren Topf mit gewöhnlicher Blumentopferde umgesetzt werden, indem man ganz einfach den ganzen Erdballen samt Pflanze in den größeren Topf übersiedelt. Der Vorteil ist, daß dabei der Wurzelstock nicht berührt wird.

Nach der weiteren Entwicklung der Pflanze sollte sie umgesetzt werden. Tropische Pflanzen brauchen, um sich wohlzufühlen, mit wenigen Ausnahmen, z. B. die Ananas, verhältnismäßig große Töpfe.

Größere Pflanzen setzt man in Abständen von mehreren Jahren um, es ist aber vorteilhaft, die Erde im Topf jedes Jahr aufzufüllen. Beim Umsetzen älterer Pflanzen können alte Wurzelteile abgeschnitten, vertrocknete Erde etwas abgeklaubt und derselbe Topf mit frischer Erde wieder verwendet werden.

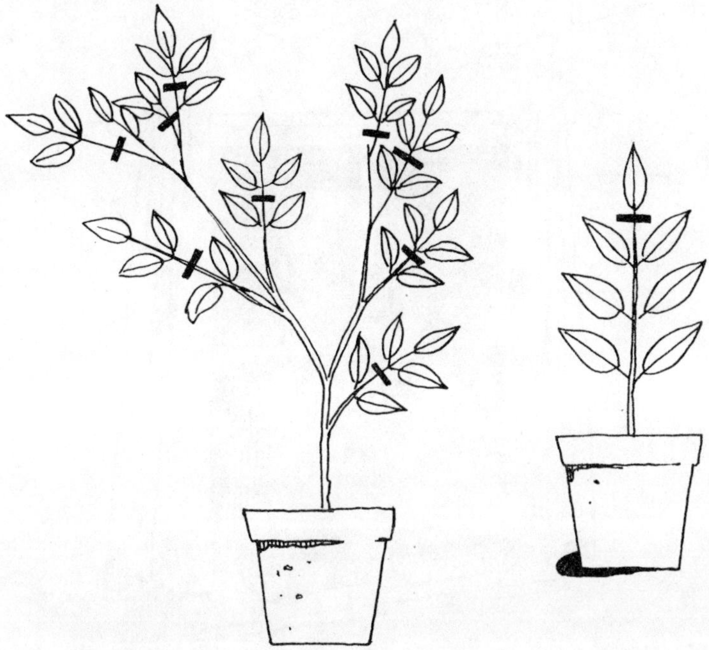

Entspitzen und Zurückschneiden

Bei vielen Pflanzenarten ist es wichtig, daß die jungen Pflanzen frühzeitig und wiederholt entspitzt, das heißt an den Spitzen gekürzt, werden. Andernfalls wird daraus anstatt einer dichten, reich verzweigten Pflanze ein hochaufgeschossener, dünner Trieb.

Erstmals soll die Spitze gekürzt werden, wenn der junge Trieb ca. 10 Zentimeter groß geworden ist. Mit einigem Glück bekommt die Pflanze schon dadurch Zweige. Sobald diese ihrerseits 10 bis 15 cm lang geworden sind, ist es Zeit, auch diese an den Spitzen zu kürzen und so fort. Auf die Notwendigkeit dieser Maßnahme ist bei der entsprechenden Pflanze jeweils hingewiesen.

Zurückgeschnitten soll werden, wenn eine Pflanze einige Jahre alt geworden ist. Man macht das in der Regel zeitlich im Frühling. Langsam wachsende Pflanzen schneidet man behutsam zurück. Pflanzen, die Früchte tragen, schneidet man zurück, nachdem sie abgeerntet worden sind. Beim Orangenbaum z. B. kann man Ast für Ast, sowie die Früchte darauf reifen und abgenommen werden, zurückschneiden.

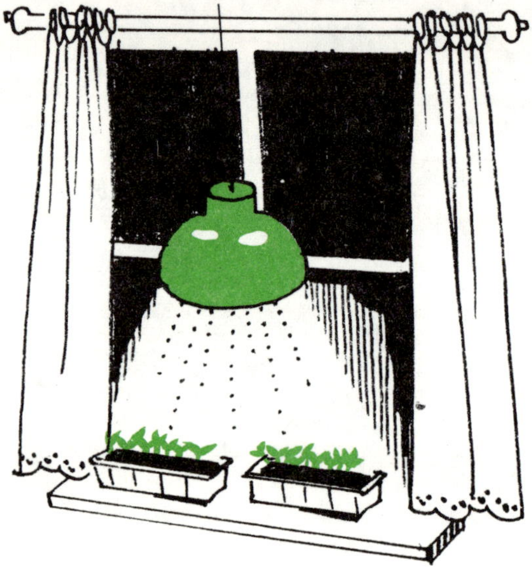

Künstliches Licht

Viele tropischen Pflanzen sind sehr lichthungrig, sie kommen aus diesem Grunde bei uns möglicherweise nur schwer über die lichtarmen Jahreszeiten. Stellt man sie den Winter über an einem sehr hellen Platz in der Nähe eines Südfensters auf, bekommen sie wahrscheinlich ausreichend Licht, und wenn alles andere, wie Wärme, Luftfeuchtigkeit und Wasserzufuhr, stimmt, wird der Winter für sie kaum zum Problem. Hat man aber keine Möglichkeit, sie so lichtgünstig wie eben beschrieben aufzustellen, kann es, um sie über die Runden zu bringen, notwendig werden, sich um eine Möglichkeit umzusehen, Kunstlicht einzusetzen.

Das Licht, das von Pflanzen am besten in Energie umgesetzt wird, ist das Licht aus Mischlichtlampen. Mischlichtlampen stellen daher für Zimmerpflanzen die beste Alternative dar. Es gibt heute eigene anschlußfertige Mischlichtleuchten, die man einfach am nächsten Stecker anschließen kann. Die Mischlichtlampe selbst kann nicht in jeden Sockel eingeschraubt werden. Beim ersten Mal muß daher sowohl Leuchte als auch die dazugehörige Lampe angeschafft werden. Auch eine Kombination aus für Pflanzen geeigneten Leuchtstoffröhren mit Glühlampenlicht ist eine gute Möglichkeit. Das etwas kalte Licht der Leuchtstoffröhren kann durch zusätzliches Glühlampenlicht aus ein paar Strahlern ausgeglichen werden. Auch Beleuchtungseffekte können so erzielt werden. Das Licht muß, damit es den Pflanzen die entsprechende Energie liefern kann, ziemlich nahe, ca. 80 bis 100 cm, an diesen angebracht werden.

Um die gewünschte Wirkung zu erzielen, muß im Winter 10 bis 12 Stunden täglich künstlich belichtet werden. Wenn mit dem Frühling draußen das Licht wieder zunimmt, schränkt man die künstliche Belichtung schrittweise wieder ein. Im Sommer erübrigt sie sich wahrscheinlich ganz. Im Herbst belichtet man nach und nach, entsprechend dem Kürzerwerden der Tage, wieder länger.

Für Samen und Kerne ist eine Zusatzbelichtung aus gewöhnlichen, z. B. 75 Watt starken Glühlampen, die 20 bis 25 cm über dem Topf oder dem Aussaatgefäß angebracht sein sollen, möglich. Dabei ist ständig darauf zu schauen, daß die Pflanze beim Hochwachsen den Lampen nicht zu nahe kommt. Die Wärme, die die Lampen abgeben, kann sonst leicht Blattschäden verursachen.

Weiters ist daran zu denken, daß Pflanzen, die Kunstlicht bekommen, größeren Wasserbedarf haben.

Gibt es irgendwann einmal auch Früchte?

Die Veranlassung, tropische Pflanzen zu züchten, ist nicht das Bedürfnis, sich nach und nach selbst mit Obst und Früchten zu versorgen, auch wenn das reizvoll wäre, sondern in erster Linie der Wunsch nach einer Sammlung hübscher Pflanzen in den eigenen Fenstern und Räumen. Der Hang zu grünen Pflanzen im Heim, mittlerweile zum Bestandteil unserer Wohnkultur geworden, kann aber auch recht kostspielig sein. Das

Hobby, aus Kernen und Samen Pflanzen zu ziehen, kann daher zur Entlastung des Geldsäckels beitragen.

Jedenfalls lockt die Vorstellung, eines Tages vom selbstgepflanzten Baum ein paar Orangen oder von einigen anderen Pflanzen Früchte ernten zu können, so man die entsprechenden Vorkehrungen, z. B. das zeitgerechte Zurückschneiden der Pflanzen und die Bestäubung zur Blütezeit, getroffen hat.

Für jene Pflanzen, von denen man Früchte erwarten kann, sind diese Vorkehrungen jeweils im Kapitel über die entsprechende Pflanze beschrieben.

Stratifizierung

Wie schon erwähnt, keimen gewisse Samen und Kerne erst, wenn sie vorher eine längere Zeit hindurch einer Temperatur zwischen + 1 ° und + 6 ° ausgesetzt gewesen sind. Diese Samen und Kerne stammen von Pflanzen, die ihren ursprünglichen Standort in Gegenden mit solchen klimatischen Bedingungen haben, welche eine Keimung nicht vor dem Frühling zulassen. Sie verfügen über so etwas wie eine eingebaute biologische Uhr, die die Keimung von einer gewissen Temperatur über eine gewisse Zeit abhängig macht.

Bei Zimmerpflanzen arrangiert man diesen Vorgang, die Stratifizierung, künstlich, indem man Samen oder Kerne in Sand oder Torfmoos, das leicht feucht gehalten wird, legt. So kann man sie dann im Freien, oder, wenn man will, im Kühlschrank aufbewahren. Bei der Aufbewahrung im Freien ist leichter, kurzer Frost ungefährlich. Vor anhaltender starker Kälte müssen Samen oder Kerne hingegen geschützt werden.

In der Regel sollen sie 3 Monate in Kälte gehalten werden.

Schädlinge und Pflanzenschäden

Leider wird jede Pflanze irgendwann einmal von Schädlingen oder anderen Pflanzenschäden heimgesucht. In der Regel ist schwer zu sagen, wie der Schädlingsbefall einer Pflanze zustandekommt. Zur Sommerzeit

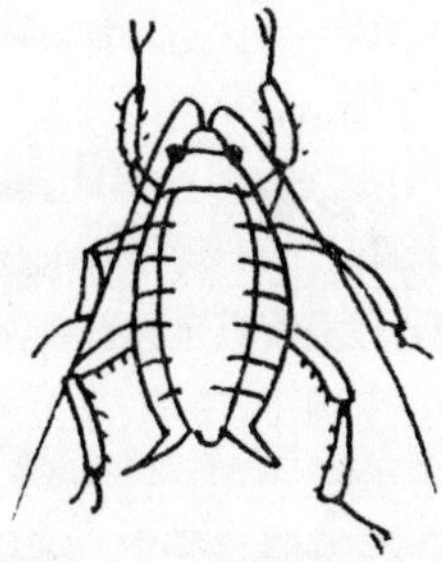

können sich Schädlinge mit dem Wind ausbreiten und durch das geöffnete Fenster in geschlossene Räumen gelangen. Oft ist es nur ein Strauß einfacher Wiesenblumen, mit dem die Schädlinge auf die Topfpflanzen des Hauses übergreifen. Entdeckt man sie rechtzeitig, wird man gewöhnlich leicht mit ihnen fertig, mit Pflanzenschäden jedoch, die z. B. von Viren oder Bakterien, die ihrerseits durch Insektenschädlinge übertragen werden, verursacht sind, kommt man innerhalb der vier Wände nicht zu Rande.

Hat man den Verdacht, daß eine Pflanze angegriffen ist, so sondert man sie am besten sofort von den anderen Pflanzen ab, damit der Schädling sich nicht weiter ausbreiten kann. Danach geht es zunächst darum, herauszufinden, um welchen Schädling es sich handelt, da die Bekämpfung je nach Art des Schädlings unterschiedlich ist und auch nicht alles mit den im Handel in Aerosolpackungen erhältlichen Mitteln bekämpft werden kann.

Blattläuse sind am häufigsten. Sie vermehren sich sehr schnell. Blattläuse sind für gewöhnlich grün und sitzen auf jungen Triebspitzen und Blütenknospen, die sie rasch zum Verkümmern bringen. Ihre Bekämpfung geschieht durch Besprühen der Pflanze mit Insektiziden. Durch den Stich in das Blatt übertragen Blattläuse oft Viren und Bakterien, was daran erkennbar ist, daß das Blatt zuerst fleckig wird und dann ganz abstirbt. Befallene Pflanzen müssen weggeworfen werden.

Spinnmilben setzen sich an der Blattunterseite fest und erzeugen dort ein mit freiem Auge kaum ausnehmbares Wirrwarr feinster Spinnfäden. Diese Milben sind bei warmem Wetter sehr rege und breiten sich rasch von Pflanze zu Pflanze aus. Sie sind sehr klein und schwer zu entdecken; wenn sie frühzeitig bekämpft werden, genügt es dabei, sie mit Leitungswasser von den Blättern zu spülen. Hat sich der Befall bereits ausgebreitet, müssen die Blätter abgewischt oder mit Ölemulsion abgesprüht werden. Man wiederholt die Behandlung laut Beschreibung am verwendeten Präparat.

Thrips, auch **Schwarze Fliege** oder **Blasenfuß** genannt, ist ein etwas über 1 mm großes Insekt mit langen Fransenflügeln. Es läßt sich auf der Blattunterseite, aber auch auf Blüten nieder. Befallene Blätter färben sich matt silbrig, junge Blätter verkrüppeln. Die Bekämpfung geschieht mit Insektiziden.

Schildläuse sind auf vielen unserer Topfpflanzen zu finden. Sie befallen z. B. mit Vorliebe Orangenbäume. Sie sind leicht an ihren charakteristischen braunen Schilden, unter denen die Weibchen massenweise ihre Eier legen, zu erkennen. Die Bekämpfung erfolgt durch Abhebung der Schilde und darauffolgendes Einpinseln mit Spiritus. Dem läßt man eine Behandlung der Pflanze mit einem Insektizid folgen.

Schmier- und **Wolläuse** sind nahe Verwandte der Schildläuse. Sie sondern wollartige, sich verfilzende Fäden in großen Mengen in den Blattachseln und anderen Verwinkelungen an der Pflanze ab. Ihre Bekämpfung ist ziemlich schwierig, besonders wenn sie sich einmal ungestört entwickelt haben. Man kann versuchen, die »Wolle« abzuschaben, mit Spiritus zu pinseln und mit entsprechenden Insektiziden zu behandeln.

Weiße Fliegen oder **Mottenschildläuse** und einige andere kleine Insekten, die ihre Eier in die Erde legen, wird man los, indem man den ganzen Pflanzentopf unter Wasser taucht. Sobald Fliegen samt Eier an die Wasseroberfläche gekommen sind, seiht man sie ab. Nach einer derartigen Behandlung ist es wichtig, daß die Topferde wieder ordentlich trocknen kann, bevor das nächste Mal gegossen wird.

Im übrigen kann die Tatsache, daß sich das eben angeführte Ungeziefer auf einer Pflanze wohlfühlt, darauf hindeuten, daß die Erde im Topf ständig übersäuert ist.

Bei jeder Schädlingsbekämpfung ist es notwendig, daß die Anweisungen auf den verwendeten Präparaten genau befolgt werden. Bei der Anwendung von Mitteln in Aerosolpackungen ist es besonders wichtig, daß man beim Sprühen den vorgeschriebenen Abstand zu den Blättern einhält. andernfalls sind Kälteschäden an den Blättern durch das Sprühgas die Folge. Bei leichterem Befall durch Spinnmilben, Blattläuse oder Thrips genügt es meist, die Pflanze z. B. mit einer Mischung von 100 Teilen Wasser und 2 Teilen Geschirrspülmittel abzubrausen.

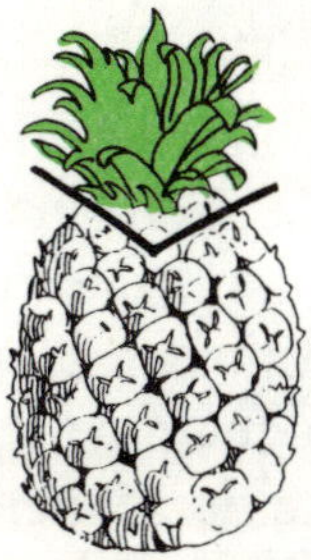

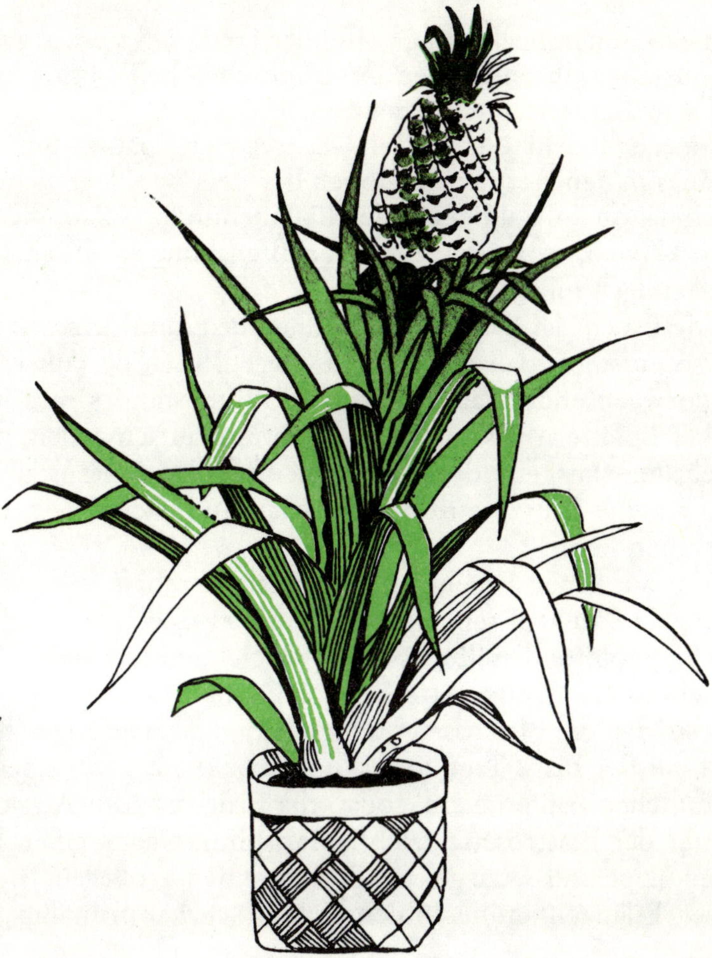

Ananas

(Ananas comosus)

Die Ananas gehört mit einigen unserer bekannten Topfpflanzen zur Familie der Bromeliaceae. Den Namen verdankt diese Pflanzenfamilie dem schwedischen Arzt und Botaniker Olof Bromelius, der Ende des 17. Jahrhunderts lebte. Nahezu alle Pflanzen dieser Familie stammen aus den südamerikanischen Tropen, die Ananas z. B. aus Brasilien und Paraguay.

In weiten Teilen Südamerikas pflanzten Indianer Ananas, schon lange bevor Europäer dorthin kamen. Kolumbus sah auf seiner zweiten Amerikafahrt auf der Insel Guadeloupe Eingeborene, die diese Früchte aßen, und gab ihnen, nachdem er offenbar fand, daß sie wie große Tannenzapfen aussahen, ihren Namen: im Englischen heißen sie pineapples, was soviel wie Tannenzapfen bedeutet.

Innerhalb sehr kurzer Zeit verbreiteten Spanier und Portugiesen die Ananas in den warmen Regionen der Erde und legten ausgedehnte Plantagen davon an. Zu Beginn des 19. Jahrhunderts kam die Frucht erstmals nach Hawaii, wo es derzeit die größten komerziell betriebenen Ananaspflanzungen gibt.

Die Frucht ist wie die Erdbeere eine zusammengesetzte Scheinfrucht, die so entsteht, daß die über hundert Blüten des aus einer Blattrosette hervorwachsenden, ährenförmigen Blütenstandes mit Stengel und Blütenkelchblättern zusammenwachsen und aufschwellen, nachdem die Befruchtung stattgefunden hat. Ganz oben am Blütenstand steht von Anfang an eine Blattrosette, aus der nach und nach eine neue junge Pflanze entstehen kann.

Um aus einer Frucht, die man im Geschäft gekauft hat, eine neue Pflanze zu ziehen, schneidet man mit zwei diagonalen Schnitten neben der Blattrosette dieselbe von der Frucht und läßt dabei ca. 2 cm Fruchtfleisch an der Blattrosette stehen. Deshalb ist beim Einkauf darauf zu achten, daß die Blattrosette unbeschädigt ist. Die abgeschnittene Blattrosette muß 1 bis 2 Tage liegen und trocknen, dann setzt man sie in gewöhnlicher Topferde ein, sodaß die Erde bis zum Ansatz der äußersten Blätter der Blattrosette reicht. Man nimmt dazu einen kleinen keramischen Topf und setzt gelegentlich in einen größeren Topf um. Pflanzen dieser Pflanzenfamilie fühlen sich in verhältnismäßig kleinen Töpfen wohl.

Man hält die Erde feucht, sieht aber zu, daß sie nicht sauer wird. Den Topf stellt man an einem hellen und warmen Platz auf, am besten mit einer Plastikfolie über Topf und Pflanze. Das erzeugt hohe Luftfeuchtigkeit, und die liebt die Ananas. Es empfiehlt sich, Wasser, dem man ein Nährstoffpräparat, etwa 10% der vorgeschriebenen Dosis, zusetzt, über die Blattrosette zu schütten. Die Ananas hat nämlich nur einen schwach ausgebildeten Wurzelstock, kann aber Wasser und Nährstoffe über ihre Blätter aufnehmen.

Nach 6 bis 8 Wochen hat die Pflanze Wurzeln angesetzt, und die Plastikfolie kann entfernt werden. Auch jetzt soll ihr Aufstellungsort hell, aber nicht sonnig sein, die Abstände beim Gießen sollen so groß sein, daß zwischendurch Luft in die Erde eindringen kann. Oftmaliges Besprühen der Pflanze mit Wasser tut ihr gut. Von Zeit zu Zeit führt man über die Erde und über die Blattrosette Nährstoffe zu, jedoch mit Vorsicht: Zu reichliche Nährstoffzufuhr kann Blattschäden in Form von braunen Flecken und braunen Blattspitzen hervorrufen.

Seitentriebe, die die Ananas manchmal entwickelt, können ebenfalls zu ihrer Vermehrung herangezogen werden. Bevor man den Trieb von der Mutterpflanze abtrennt, soll er zumindest sechs gut entwickelte Blätter aufweisen. Man löst den Trieb vorsichtig von der Mutterpflanze und setzt ihn so wie einen Spitzentrieb in einem Topf aus. Bei gewerbsmäßiger Pflanzung dauert es zwischen 18 und 30 Monate, bis eine Pflanze Früchte ansetzt. Bei Zimmerpflanzen muß hingegen mit größeren Zeiträumen gerechnet werden.

Will man beim Pflanzen von Ananas erfolgreich sein, kann man der Topferde beim Auspflanzen eine Prise Eisenpulver zusetzen und auf die Pflanze, sobald sie Blütenknospen trägt, Äthylengas einwirken lassen. Äpfel geben während ihrer Reifung ausreichend Äthylengas ab, eine Schüssel voll davon, in der Nähe der Ananaspflanze aufgestellt, kann das Aufblühen wesentlich beschleunigen. Bei Beginn der Blüte soll die Pflanze an einem sehr sonnigen Platz aufgestellt werden, sonst setzt sie später keine Früchte an.

Apfel

(Malus domestica)

Der Apfel gehört zur Familie der Rosaceae. Man nimmt an, daß unsere heutigen veredelten Apfelsorten aus Kreuzungen wildwachsender Sorten, von denen der Holzapfel, Glattapfel oder Wildapfel heute noch in weiten Teilen Europas wächst, entstanden sind. Der Apfel ist unsere wichtigste Frucht. Er wird seit Jahrtausenden gezogen und ist seit langem Bestandteil unserer Nahrung. Funde haben gezeigt, daß schon unsere Vorfahren in der Steinzeit Äpfel gegessen haben. Gerade der Apfel wurde zum Sinnbild aller Früchte: es war ein Apfel, den Adam und Eva vom Baum der Erkenntnis aßen, und es ist der Apfel, der als Reichsapfel für die meisten Königshäuser zu einem ihrer Insignien wurde.

Heute kennt man mehrere tausend veredelte Apfelsorten, und auf der ganzen Welt wird keine Entwicklungsarbeit gescheut, um immer neue, bessere Apfelsorten zu züchten.

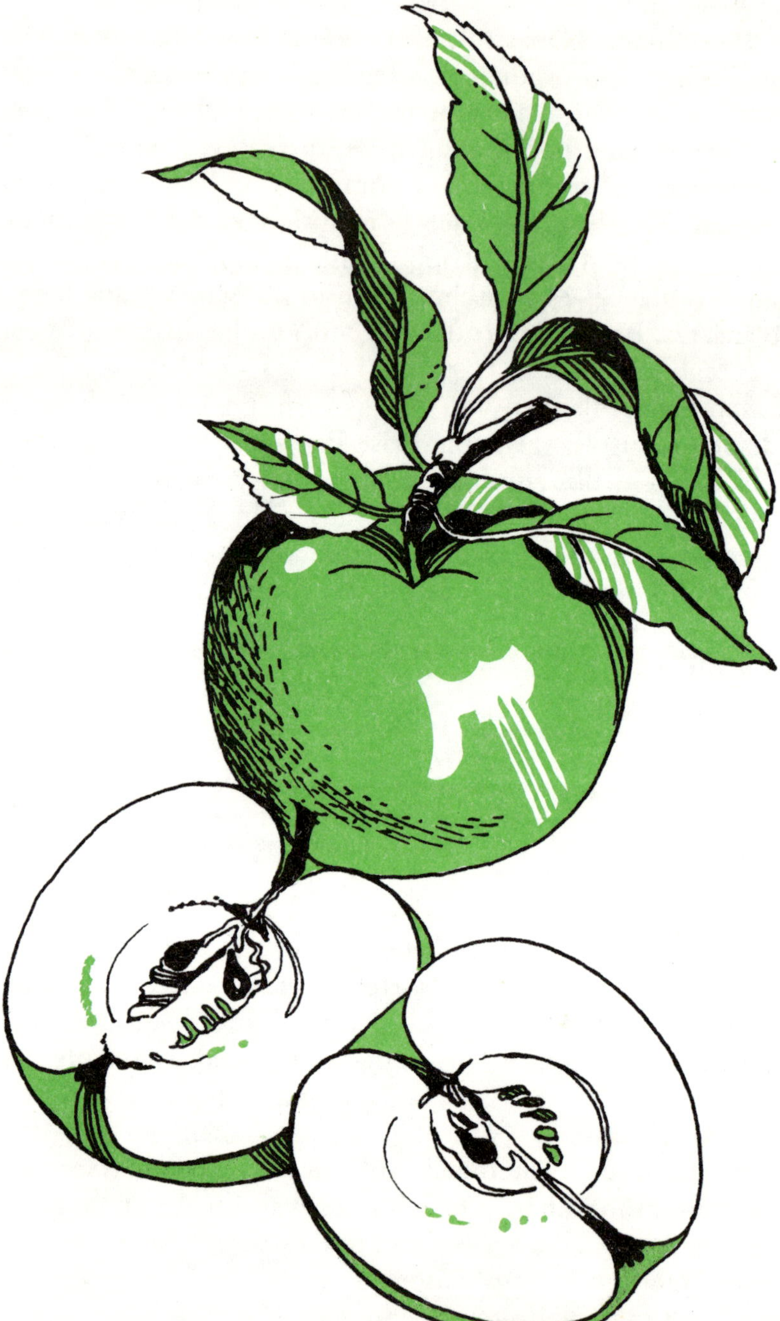

Die Vermehrung von Apfelbäumen geschieht durch Aufpfropfung. Die Chance, durch Aufzucht aus Kernen wieder die selbe Apfelsorte zu gewinnen, ist daher sehr gering, angeblich eins zu einer Million. Apfelblüten sind Fremdbestäuber. Das bedeutet, daß sie, genau wie bei anderen Obstarten, ausschließlich durch den Blütenstaub einer andere Pflanze befruchtet werden können. Will man zu Früchten kommen, braucht man daher dazu zumindest zwei Bäume, die nahe nebeneinander stehen. Die Bestäubung wird hauptsächlich von Bienen besorgt. Es gibt aber heute auch schon Arten, die Früchte ohne Bestäubung bilden, ihre Samenkerne sind allerdings nicht keimfähig und können zur Aufzucht neuer Pflanzen auch nicht verwendet werden. Der Apfel als Frucht entsteht, wie übrigens auch die Birne, als Verdickung des Fruchtknotens, der allseitig von fleischigem Gewebe der Blütenachse umwachsen wird. In den fünf Kammern des Kerngehäuses befinden sich jeweils zwei Kerne.

Vor der Aussaat sollen Apfelkerne stratifiziert werden. Die Aussaat kann im keramischen Topf, in der Aussaatkiste oder in einem der im Handel erhältlichen Torfbriketts, die beim Gießen zu kleinen, mit Netz versehenen Beutelchen aufschwellen, geschehen. Es genügt dazu gewöhnliche, gut durchfeuchtete Topferde. Die Samenkerne sollen 1 cm mit Erde überdeckt werden. Plastikfolie mit Luftlöchern oder ein Deckel über der Aussaatkiste ergeben hohe Luftfeuchtigkeit. Man stellt den Topf an einen hellen Platz und braust die oberste Erdlage täglich. Auf diese Weise braucht nur in langen Abständen gegossen werden, wobei genügend Luft in die Erde eindringen kann.

Sobald die Pflanze ein Stück gewachsen ist, gehört sie umgeschult und später in einen ziemlich großen Topf umgesetzt. Man braust am besten die Blätter jeden Morgen ab und verwendet dabei Sprühflaschen, um das Wasser fein zu verteilen. Man gießt in Abständen und düngt regelmäßig.

Zeitlich im Sommer setzt man die Pflanze im Garten oder im Freien dort aus, wo sie sich akklimatisieren kann. Als Zimmerpflanze kann ein Apfelbaum nämlich nicht über längere Zeit gehalten werden.

Aprikose – Marille
(Prunus armeniaca)

Die Aprikose oder Marille gehört zur Familie der Rosaceae und ist nahe verwandt mit der Pflaume und der Kirsche. Die Pflanze stammt ursprünglich aus Turkestan, wurde aber über Armenien, das an der Grenze zwischen der heutigen Türkei und der Sowjetunion liegt, erstmals um Christi Geburt nach Italien eingeführt. Hier bekam sie ihren Namen: Aprikose kommt aus dem Lateinischen praecox, was soviel wie »früh reifend« bedeutet. In China wurde diese Frucht schon viel früher gezogen.

Die Aprikose ist eine Steinfrucht, das heißt, der äußere, genießbare Teil ist fleischig, und der innere Teil, der Kern, steinhart. In jedem Kern befindet sich meist nur ein einzelner Samen.

Im Geschmack erinnert die Aprikose an den Pfirsich, mit dem sie auch nahe verwandt ist. Die Schale ist rotgelb und zart behaart. Das Fruchtfleisch ist gelb, der Kern braun und glatt mit scharfen Graten auf der einen Kante.

Unveredelt wird ein Aprikosenbaum 3 bis 8 m hoch. Seine Blätter sind annähernd herzförmig, die Blüten weiß und rot an der Rückseite.

Bevor man einen Kern pflanzt, sollte man ihn abfeilen oder abschmirgeln, damit seine Schale um einiges dünner wird. Die Kernschalen sind nämlich deswegen so hart, damit kein Wasser eindringen kann, solange nicht auch alle anderen Wachstumsfaktoren erfüllt sind. Man pflanzt den Kern in einem kleinen Topf mit gewöhnlicher Topferde oder reinem Torf, möglichst beides beim Pflanzen feucht. Die Spitze des Kerns soll zur Gänze mit Erde bedeckt sein. Die Topferde soll gleichmäßig feucht, die Luftfeuchtigkeit durch Abdecken mit einer Glasscheibe oder einer Plastikfolie mit Luftlöchern hoch gehalten werden. So braucht nur in langen Abständen gegossen werden. Braust man die oberste Erdlage täglich, kann der Kern rasch keimen.

Ist die Pflanze ca. 10 cm groß geworden, setzt man sie in einen größeren Topf mit gewöhnlicher Topferde um und stellt sie an einen Platz mit viel Licht, jedoch mit Schatten gegen starke Sonneneinstrahlung. Es soll in solchen Abständen gegossen werden, daß Luft in die Erde eindringen kann. In helleren Jahreszeiten sollen Nährstoffe zugeführt werden. Tägliches Brausen der Pflanze mit einer Sprühflasche, die das Wasser fein verteilt, ist vorteilhaft.

Es ist nicht sicher, daß eine Zimmerpflanze Blüten und Früchte trägt. Jedenfalls kann die Pflanze, wenn sie größer geworden ist, im Freien an einem geschützten Platz ausgesetzt werden.

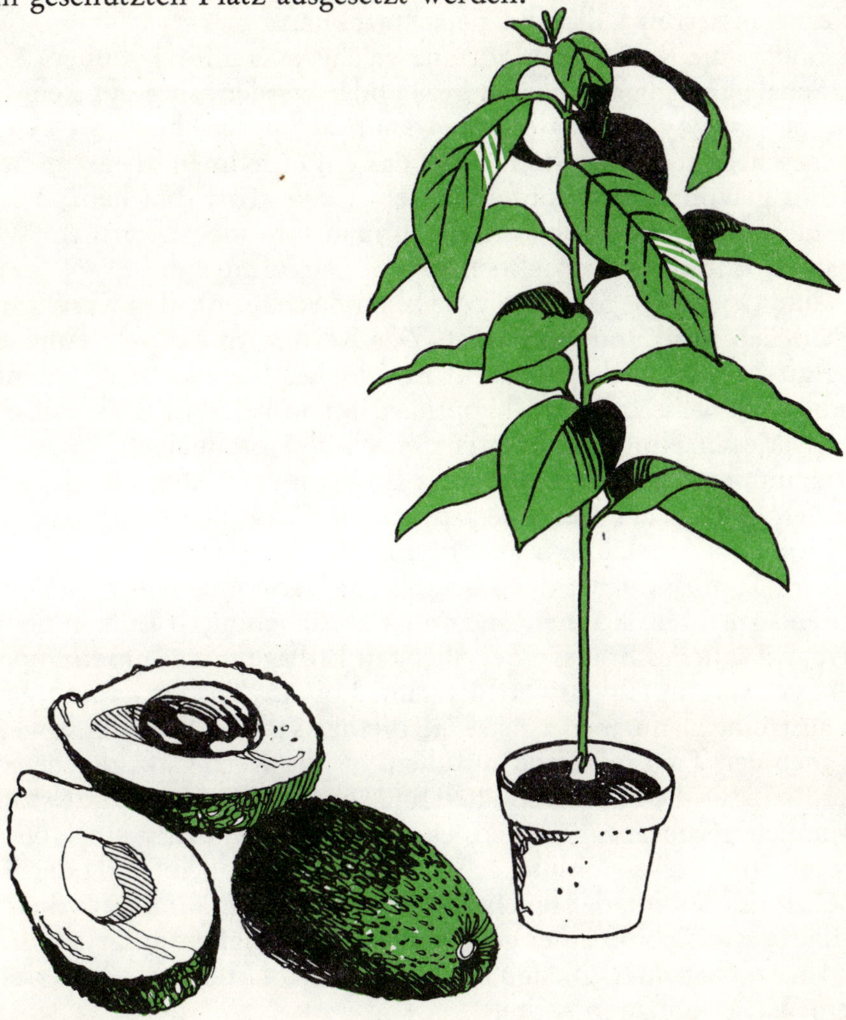

Avokado

(Persea americana)

Avokado gehört mit dem Lorbeerbaum zur Familie der Luaraceae. Sie kommt aus Guatemala und dem Westindischen Inselarchipel, die dünnschalige Art Persea drymifolia stammt aus Mexiko. Die Bezeichnung Avokado geht auf indianischen Ursprung zurück. Die heute gezogenen sind Kreuzungen ehemals wildwachsender Arten. Avokados sind uns in den letzten Jahren als Bereicherung unserer Gemüsesorten vertraut geworden. Wenn sie ausgereift sind, was übrigens vorteilhaft ist, wenn man die Kerne aussetzen will, sind sie schmackhaft.

Besonders die Kerne jener Sorten, welche wegen ihrer rauhen, höckerigen Schale als Alligatorbirnen bezeichnet werden, sind gut keimfähig.

Das Setzen von Avokadokernen kann auf unterschiedliche Art und Weise geschehen. Am ehesten glückt das Unternehmen in einem kleinen Topf mit gewöhnlicher Topferde oder reinem Torf. Nachem man den Kern aus der Frucht geschält hat, soll man ihn mit lauwarmem Wasser abwaschen und danach trocknen lassen. Daraufhin muß er 24 Stunden warm und trocken liegen, damit die braune Schale, die den Kern umgibt, ganz trocken wird und aufspringt. Der Kern wird dann so eingesetzt., daß er zu 2/3 mit Erde zugedeckt ist und 1/3 herausschaut. Damit der Kern besonders rasch keimt, kann man ihn an beiden Enden mit einem scharfen Messer einige Millimeter tief schräg einschneiden.

Es ist immer von Vorteil, wenn die Erde vor dem Aussetzen feucht ist. Nach dem Setzen des Kerns legt man eine Glasscheibe oder zieht eine Plastikfolie mit Luftlöchern über den Topf. Das erzeugt hohe Luftfeuchtigkeit im Topf und trägt dazu bei, daß die Abstände beim Gießen entsprechend groß sein können und somit zwischendurch Luft in die Erde eindringt. Tägliches Brausen der obersten Erdlage mit zimmertemperiertem Wasser ist empfehlenswert. Es kann 3 bis 15 Wochen dauern, bis der Kern austreibt, dann aber wächst die Pflanze schnell. Wenn es soweit ist, kann man den Topf mit Erde auffüllen, bis der Kern ganz zugedeckt ist.

Der Platz für die Pflanze soll hell und sonnig sein. Der Wurzelstock ist empfindlich gegen Austrocknen, es empfiehlt sich daher ein Übertopf, der gegen Sonneneinstrahlung schützt. Günstig ist auch Sand oder Kiesel am Boden des Topfes, der feucht gehalten wird. Das kann bewirken, daß die Pflanze ständig von einer gewissen Luftfeuchtigkeit umgeben ist, was einen aber nicht vom täglichen Abbrausen der Blätter mit zimmertemperiertem Wasser abhalten sollte.

Es ist wichtig, daß die Avokadopflanze bald an den Spitzen zurückgeschnitten wird. Wenn sie ca. 25 cm hoch geworden ist, schneidet man von der Spitze ca. 7 cm ab. Wenn der neue Trieb wieder etwas gewachsen ist, kürzt man wieder und so fort. Die Erde hält man das ganze Jahr über feucht, in helleren Jahreszeiten führt man Nährstoffe zu. Mit Glück blüht die Pflanze nach ein paar Jahren, aber Früchte gibt es, auch wenn man nachhilft und mit einem Pinsel Blütenstaub von einer Blüte auf die andere überträgt, bei Zimmerpflanzen angeblich keine.

Eine andere Methode, Avokadokerne zu setzen, besteht darin, Löcher auf zwei Seiten des Kerns zu bohren, Zahnstocher hineinzustecken und den Kern sodann über ein Glas zu hängen. Das Glas füllt man mit Wasser, sodaß mindestens die Hälfte des Kerns unter Wasser kommt. Auf diese Weise kann man sogar die Wurzelbildung beobachten. Sobald der Kern austreibt, setzt man ihn im Topf in gewöhnlicher Topferde aus.

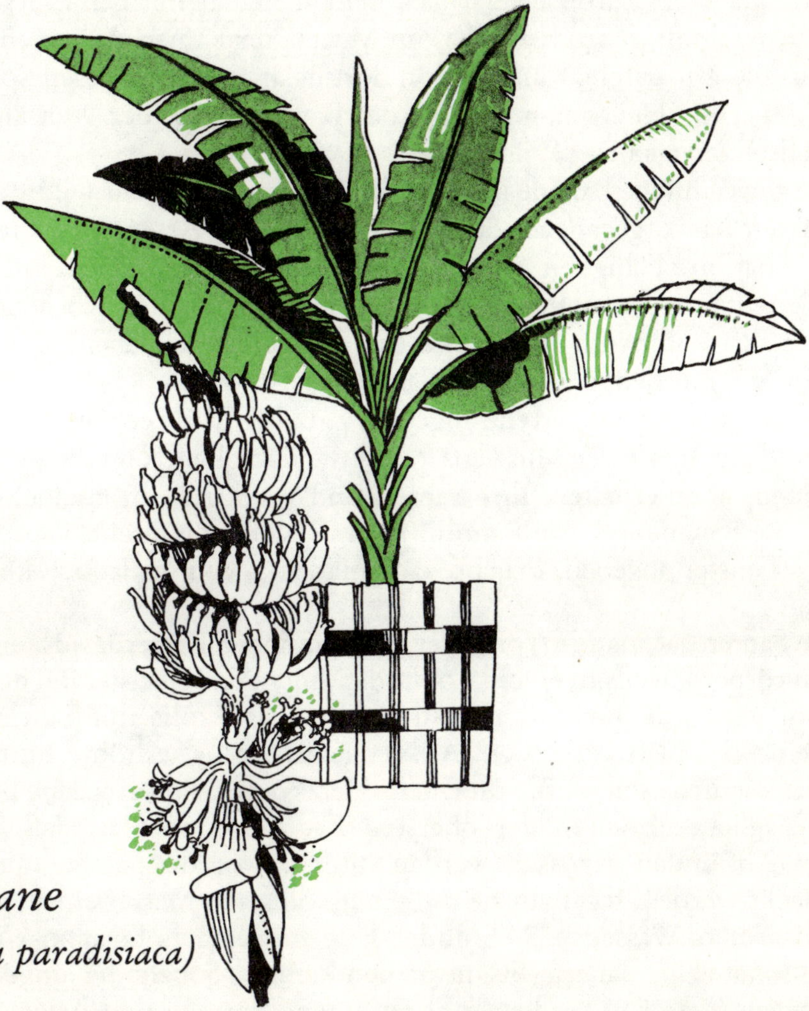

Banane

(Musa paradisiaca)

Die Bananengewächse, lat. Musaceae, bilden eine eigene Pflanzenfamilie. Diese umfaßt etwa 10 wildwachsende Arten. Den Namen verdankt sie Musa, dem Leibarzt des römischen Kaisers Augustus. Die Banane ist ein mehrjähriges Riesenkraut, das bis zu 10 m hoch werden kann.

Möglicherweise ist sie unsere älteste Kulturpflanze. Einige Wissenschaftler sind zu der Ansicht gelangt, daß die ersten festen Ansiedlungen des Menschen dort entstanden sind, wo Bananen wuchsen. Der Mensch erntete die Früchte, schlug die Stauden ab und sah zu, daß aus ihren Seitentrieben neue heranwuchsen, die sie abernten konnten und so fort.

Während des Feldzugs Alexander des Großen nach Indien im Jahr 300 v. Chr. machten Europäer erstmals Bekanntschaft mit der Frucht. Die Araber brachten sie nach Afrika, im Mittelalter kamen die ersten Bananen auf die Kanarischen Inseln. Von dort gelangten sie mit den Spaniern nach Amerika. Heute stammt 85% der Bananenernte der Welt aus Süd- und Mittelamerika.

Die gewöhnliche Banane ist aus einer Kreuzung ehemals wildwachsender Arten hervorgegangen. Ständig werden neue Arten gezüchtet. Die Banane hat ihre Fähigkeit, Samen zu bilden, verloren, und kann nur über ihre Seitentriebe vermehrt werden. Die kleinen braunen Körnchen, die man in ihrem Inneren findet und die wie Samen aussehen, sind Reste (Rudimente) dessen, was einmal Samenkörner waren.

Bei anderen Bananenarten hingegen, z. B. der Musa coccinea, der Musa arnoldiana sowie der Musa ensate, ist die Fähigkeit, keimfähige Samen zu bilden, noch erhalten. Ihre Samen sind vereinzelt im Handel erhältlich. Eine Bananenpflanze kann in jedem Fall eine hübsche Topfpflanze für das Fenster abgeben, Früchte darf man sich von ihr jedoch keine erwarten.

Die Samen sät man in Torf oder gewöhnlicher Topferde aus, ein paar Samenkörner jeweils in einem Topf oder einer Aussaatkiste. Bei der Aussaat soll die Erde gut durchfeuchtet sein, Plastikfolie mit Luftlöchern oder eine Glasplatte über dem Aussaatgefäß erzeugt erhöhte Luftfeuchtigkeit. Die Erde soll, z. B. von einem Heizkörper, Bodenwärme bekommen. Tägliches Brausen der obersten Erdlage erlaubt es, daß nur in langen Abständen gegossen werden muß. Bevor die Samen mit Erde überdeckt werden, soll man sie mit einem scharfen Messer einritzen und in lauwarmem Wasser ca. 24 Stunden lang einweichen. Es kann 1 Woche bis 4 Monate lang dauern, bis die Samen keimen. Sobald die junge Pflanze anwächst, stellt man den Topf an einem warmen und hellen, nicht sonnigen Platz auf. Später soll umgeschult werden. Dabei soll ein entsprechend großer Erdballen mitübersiedelt werden, damit der Wurzelstock nicht beschädigt wird.

Im Sommer soll die Bananenpflanze einen sehr hellen Platz haben. Sie verträgt viel Sonne, man muß aber bedenken, daß die Blätter Hitzeschäden erleiden, wenn die Pflanze z. B. außerhalb vor einem Südfenster steht. Die Erde darf nicht austrocknen, ein Übertopf ist daher vorteilhaft. In den Sommermonaten hält man die Erde gleichmäßig feucht und gießt in den Wintermonaten sparsam. Während der helleren Jahreszeiten führt man reichlich Nährstoffe zu.

Es ist wichtig, daß eine Bananenpflanze hohe Luftfeuchtigkeit hat. Deswegen soll auf tägliches Abbrausen der Blätter nicht vergessen werden. Zwischendurch tut es der Pflanze gut, wenn man sie in die Badewanne stellt und mit lauwarmem Wasser ausgiebig duscht, sodaß Staub und alles, was sich auf den Blättern so angesammelt hat, verschwindet.

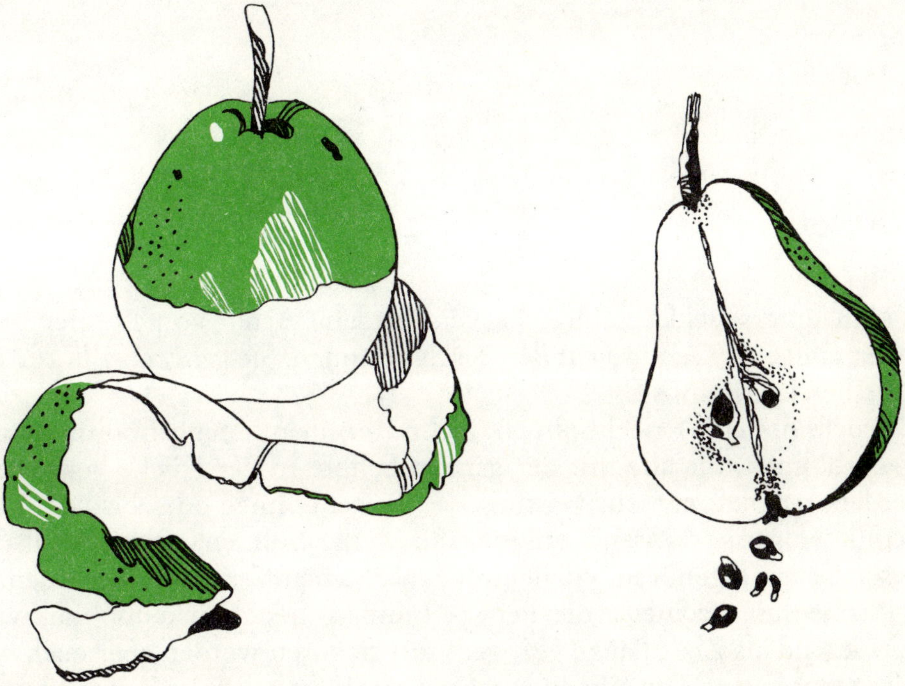

Birne

(Pyrus communis)

Die Birne gehört zur Familie der Rosaceae. Ihre wildwachsenden Arten, aus denen unsere heutigen Edelsorten durch Kreuzungen entstanden sind, kamen aus Asien oder waren in Europa heimisch. Meist sind die bei uns noch wildwachsenden Arten schon wieder verwilderte Edelsorten.

Die Krone des Birnbaums ist pyramidenförmig und so von der runden des Apfelbaums zu unterscheiden. Die Blüten sind weiß und sitzen in Dolden am Ast. Die Zahl der heute gezogenen Birnensorten wird mit über 1000 angegeben.

Über das Pflanzen der Kerne siehe unter Apfel S. 29.

Bohnen

Man unterscheidet zahlreiche verschiedene Arten von Bohnen, von denen einige als Gemüse auf den Tisch kommen. Sie gehören alle zur Familie der Leguminosae.

Bruchbohnen, Kriechbohnen, Schnittbohnen, Stangenbohnen und Wachsbohnen, die alle mit der ganzen Schote in der Küche verwendet werden, rechnet man zur Gattung der Gartenbohnen oder Fisolen, Phasaeolus vulgaris, während braune und weiße Bohnen, die ebenfalls zu dieser Gattung gehören, vornehmlich als Samen Verwendung finden.

Phasaeolus coccineus, die Feuer-, Blumen- oder Türkenbohne, wird vorwiegend als Zierpflanze gezogen, ihre Schoten werden aber auch wie Schnittbohnen in der Küche verarbeitet. Sie ist schön marmoriert und eßbar. Ihre Blüten sind weiß-rot oder ganz rot und sehen wie die Blüten der wohlriechenden Platterbse aus. Die im Handel erhältliche Mond- oder Javabohne, Phasaeolus lunatus, ist verhältnismäßig groß und flach. Seit urdenklichen Zeiten wurden Bohnen von den Indianern Südamerikas gezogen, die angeführten Arten stammen auch von dort her.

Bohnen kann man auf vielerlei Arten ziehen. Weil sie schnell wachsen, ist es unterhaltsam, mit ihnen zu experimentieren. Man gibt z. B. ein paar Bohnen in ein Einsiedeglas mit einer Lage feuchter Watte am Boden und verschließt es mit einem Deckel. Nach einigen Tagen schon kann man beobachten, wie sich die Keimwurzeln bilden und sich in die Unterlage zu bohren versuchen. Bald darauf erscheinen die Keim- und etwas später die ersten richtigen Blätter. Wird es im Glas zu feucht, öffnet man es und lüftet, wird es zu trocken, gießt man. Sind die jungen Pflanzen ein Stück gewachsen, können sie in einen größeren Topf mit gewöhnlicher Topferde umgesetzt werden.

Bohnen sind gewöhnlich Kletterpflanzen, daher muß man für irgendein Spalier Sorge tragen. Bohnenpflanzen können zum Beispiel eine schöne grüne Fensterumrahmung abgeben, und wenn alles gut geht, bekommt man auch Blüten und später neue Bohnenschoten. Die besten Resultate sind zu erzielen, wenn man Bohnen zeitlich im Frühjahr setzt.

Sie können auch im Topf in gewöhnlicher Topferde, die ständig leicht feucht gehalten wird, ausgesät werden. Man wickelt dabei eine Plastikfolie mit Luftlöchern um den Topf. Sind die jungen Pflanzen etwas angewachsen, hält man die Erde im Topf gleichmäßig feucht und sorgt einmal wöchentlich für Nährstoffzufuhr.

Der Platz für die Bohnenpflanze soll sehr hell und gegen starke Sonnenbestrahlung geschützt sein. Man braust die Pflanze morgens und

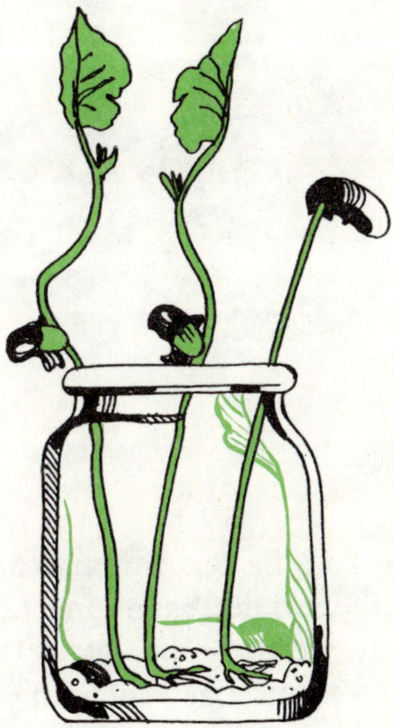

abends mit raumtemperiertem Wasser ab. Man nimmt dazu eine Sprühflasche, damit das Wasser wirklich fein verteilt wird. Die Bohnenpflanze ist einjährig, die Bohnen als Samen halten sich gut in den Schoten für eine Aussaat im nächsten Frühjahr.

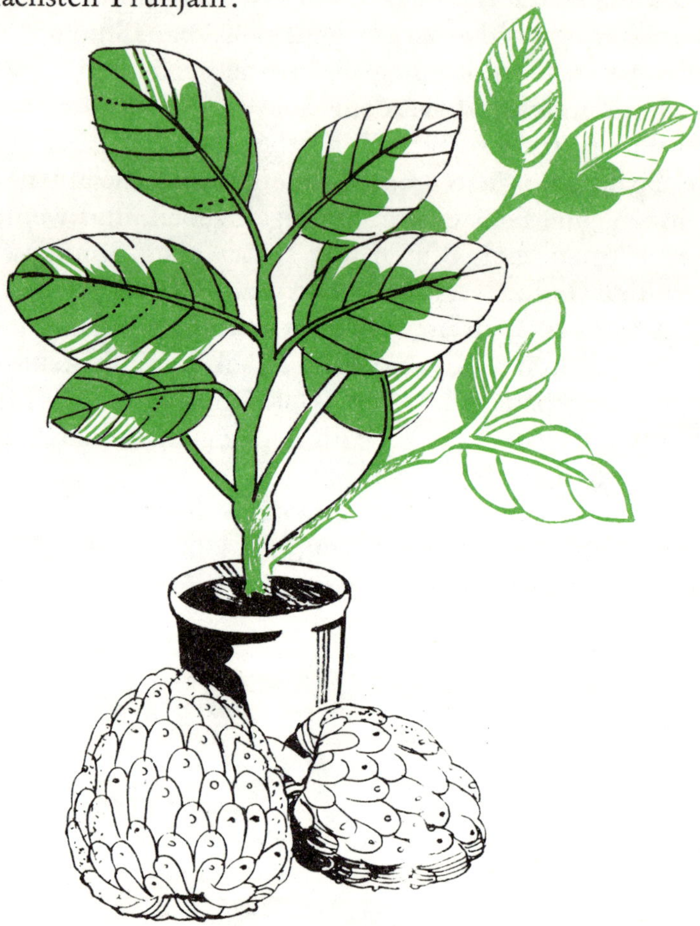

Cherimoya

(Annona cherimola)

Cherimoya gehört zur Familie der Annonaceae und stammt aus Ekuador in Südamerika. Heute wird der Baum ungefähr in den selben Gebieten in allen Erdteilen kultiviert wie die Zitrusfrucht.

Es handelt sich um eine eigenartige Frucht, die man, zumindest in den größeren Städten, allenfalls in gut sortierten Obsthandlungen zu Gesicht bekommt. Die Frucht ist mit ihrer geschuppten Oberfläche einigermaßen auffallend und birgt in ihrem Inneren schwarze Kerne in großer Menge.

Man klaubt ein paar solcher Kerne heraus und wäscht sie gründlich mit lauwarmem Wasser. Danach läßt man sie ca. 24 Stunden trocknen und setzt sie sodann im Topf oder in der Aussaatkiste aus.

Dabei genügt gewöhnliche Topferde. Auch die kleinen Torftöpfchen, die beim Gießen zu kleinen netzbewehrten Töpfen aufschwellen, eignen sich ideal zur Cherimoyazucht. Die Erde hält man am besten gleichmäßig feucht, achtet aber darauf, daß sie nicht übersäuert wird. Die oberste Erdlage sprüht man täglich mit lauwarmem Wasser. Der Topf soll mit Bodenwärme aufgestellt werden.

Sobald die Pflanze größer wird, gehört sie umgeschult, soferne man in der Aussaatkiste oder mehrere Kerne in einem Topf ausgesetzt hat. Der Platz für die Cherimoya soll sehr hell, aber nicht direkt der Sonne ausgesetzt sein. Tägliches Brausen der Blätter mit lauwarmem Wasser ist eine Voraussetzung für das Gedeihen der Pflanze, ebenso regelmäßiges Gießen samt reichlicher Nährstoffzufuhr im Sommer und etwas sparsameres Gießen im Winter. Früchte trägt die Pflanze angeblich kaum, ihre Blätter sind aber sehr dekorativ und machen sie so zu einer willkommenen Ergänzung jeder Topfpflanzensammlung.

Clementine
(Citrus reticulata var. clementin)

Die Clementine gehört zur Familie der Rutaceae und ist das Ergebnis einer Kreuzung zwischen Mandarine und Pomeranze, welche Pfarrer Clement 1902 in Algerien geglückt ist. Die Früchte der jüngeren Pflanze haben gewöhnlich wenige Kerne, während Früchte älterer Pflanzen kernreich sein können. Clementinen sind von November bis März erhältlich. Wie die übrigen Kleinzitrusfrüchte sind Clementinen in der Form abgeflacht.

Über das Pflanzen von Kernen siehe Orange S. 80.

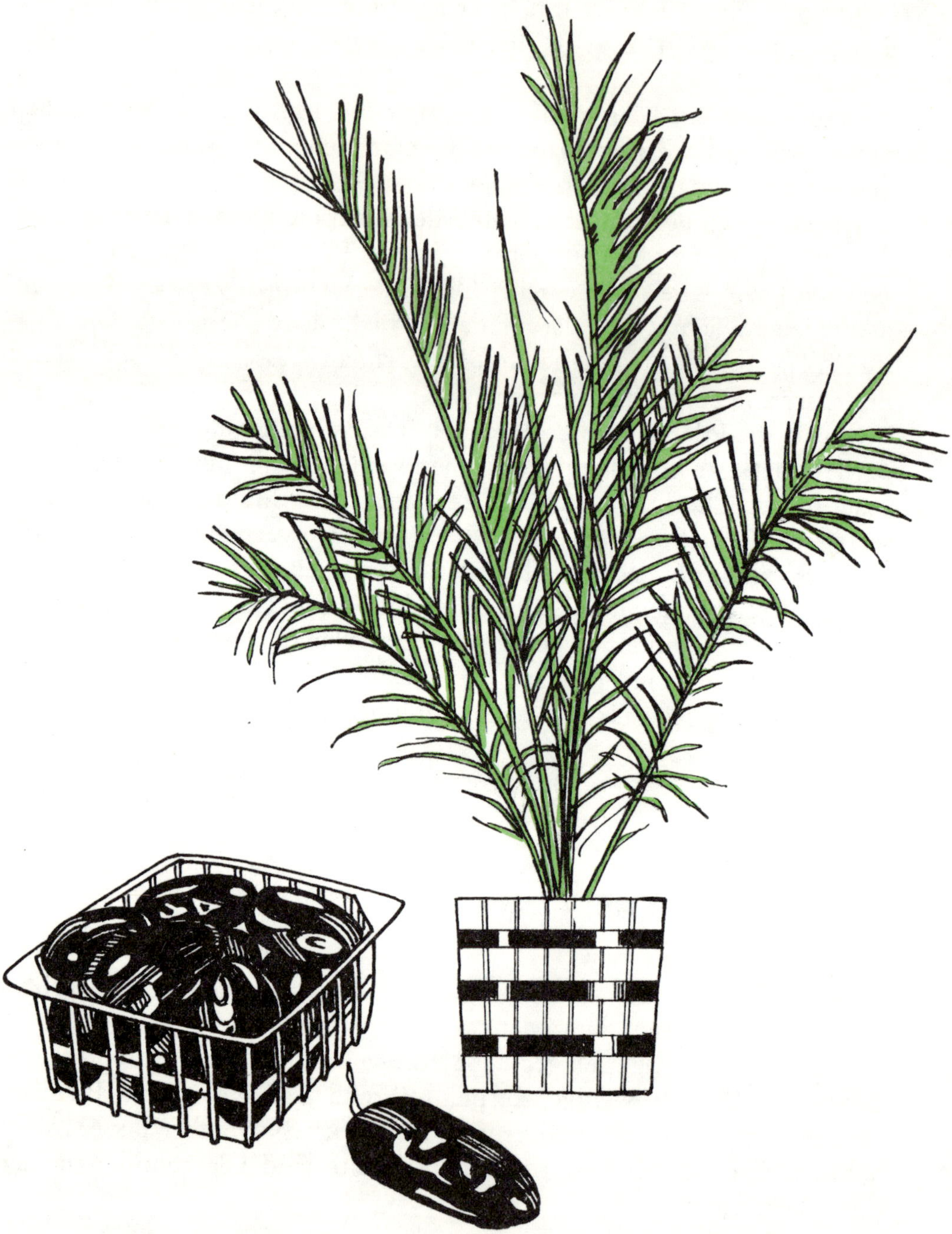

Dattelpalme
(Phoenix dactylifera)

Die Dattelpalme gehört zur Familie der Palmae und ist eine Fächerpalme. Ihr exotischer Ursprung ist nicht bekannt. Sie kommt heute kaum mehr wildwachsend vor und gehört zu unseren ältesten Kulturpflanzen. In Nordafrika wird sie seit Jahrtausenden gepflanzt und war in der Vergangenheit für die Menschen dieses Gebietes lebenswichtig.

Die Dattelpalme wird zwischen 15 und 20 m hoch, ihre Krone besteht aus ca. 40 Blättern, von denen 12 verwelken und ebensoviele jedes Jahr wieder nachwachsen. Die alten Ägypter wußten das und bezeichneten in ihren Hiroglyphen die Monate mit Palmblättern.

Dattelpalmen sind zweihäusige Pflanzen, was bedeutet, daß ein Baum immer nur entweder weibliche oder männliche Blüten trägt. In Plantagen pflanzt man einen Baum mit männlichen auf 100 Bäume mit weiblichen Blüten, und in der Regel geht die Bestäubung nur unter Mithilfe durch den Menschen, nämlich, indem er Zweige mit männlichen Blüten in die Krone von Bäumen mit weiblichen Blüten steckt, vor sich. Schon die alten Babylonier wußten von dieser Notwendigkeit.

Jeder Fruchtstand enthält über 2.000 Früchte. Man sagt der Dattelpalme nach, daß sie »mit dem Kopf im Feuer und mit den Füßen im Wasser« stehen will. Sie verträgt praktisch jede Sonnenhitze, braucht aber reichliche Wasserzufuhr. Ihre Wurzeln reichen bis zu 50 m tief in die Erde.

Wie wichtig die Dattelpalme einmal für den Menschen war, bezeugt das Wort Mohameds: »Ehre die Dattelpalme, sie ist Deine Mutter!«

Den Kern einer Dattel zum Keimen zu bringen, ist ziemlich beschwerlich. Für einen Versuch nimmt man am besten Kerne von frischen Früchten, die es bei uns das ganze Jahr über zu kaufen gibt. Kerne, die man um die Weihnachtszeit aus der Frucht nimmt, können aber schon nicht mehr keimfähig sein.

Man wäscht die Dattelkerne ordentlich in lauwarmem Wasser und läßt sie trocknen, bevor man sie in gewöhnlicher Topferde oder Torfmull aussetzt. Den Topf stellt man an einen warmen Platz. Er soll ziemlich tief sein, weil der Kern nach dem Auskeimen von der Keimwurzel in die Tiefe gezogen wird. Dieser Vorgang ist im Kern sozusagen vorprogrammiert und hat die Funktion, ihn in der Wüste vor Hitze zu schützen. Die Erde im Topf hält man gleichmäßig feucht, läßt sie aber nicht sauer werden. Der Kern soll 3 bis 4 cm mit Erde überdeckt, die oberste Erdlage sodann täglich gebraust werden. Setzt man in einer Aussaatkiste mit Deckel oder in einem Topf, um den man eine Plastikfolie mit Luftlöchern gewickelt hat, aus, hält sich die Luftfeuchtigkeit entsprechend lange und es kann in Abständen von 10 bis 14 Tagen gegossen werden.

Es dauert unter Umständen sehr lange, bis etwas im Topf zum Vorschein kommt, aber nach und nach wird doch ein kleiner weißer Trieb, der wie ein Zahnstocher ausschaut, sichtbar. Nach weiteren Wochen kann man beobachten, daß der Trieb grün wird und das Ganze sich zu einer jungen Dattelpalme entwickelt. Der Aufstellungsort einer Dattelpalmenpflanze soll sehr hell und sonnig sein, man soll aber bedenken, daß eine Pflanze hinter einem Fenster leicht Hitzeschäden davonträgt. Die Erde im Topf soll ständig feucht gehalten und der Pflanze im Sommer reichlich Nährstoffe zugeführt werden. Man braust die Blätter täglich mit raumtemperiertem Wasser ab. Im Winter ist ein kühlerer Platz für die Pflanze vorzuziehen, es braucht dann weniger gegossen zu werden. Auf das tägliche Abbrausen der Blätter sollte man aber nicht vergessen. An ihrem natürlichen Standort ist die Dattelpalme an Temperaturunterschiede von 40 bis 50° zwischen Tag und Nacht gewöhnt.

Eine sicherere Methode, Dattelkerne zum Keimen zu bringen, ist es, sie in einem Einsiedeglas auf eine Lage angefeuchteter Watte zu legen und das Ganze an einem warmen Platz aufzustellen. Sobald die Kerne auszukeimen beginnen, was mehrere Monate dauern kann, setzt man sie im Topf ca. 3 bis 4 cm tief in gewöhnliche Topferde.

Erbse

(Pisum sativum)

Gartenerbsen gehören zur Familie der Leguminosae und stammen wahrscheinlich von der wildwachsenden Art Pisum elatius ab. Die meisten der zahlreichen Erbsenarten eignen sich sehr gut für Experimente mit der außerordentlichen Wuchskraft, die einem Erbsensamen eigen ist.

Bei einem dieser Experimente z. B. nimmt man ein Glas und legt es innen mit stärkerem Papier oder auch Löschpapier aus, füllt es mit Erde oder Sand auf und gießt ordentlich. Zwischen Papier und Glas legt man Erbsen und beobachtet sodann, was weiter geschieht.

Oder man gießt ein paar gelbe Erbsen in Gips ein und sieht zu, wie sie bald darauf den hart gewordenen Gips sprengen.

Die Aufzucht von Erbsen darf vornehmlich als Experimentierfeld angesehen werden, und man sollte dabei nicht erwarten, daß sich die dabei entstehenden Pflanzen lange im Zimmer halten können. Ihre Lebensdauer als Zimmerpflanze kann allerdings ihrerseits zum Gegenstand eines Experiments gemacht werden: Man setzt Erbsen im Topf in gewöhnlicher Topferde und sieht zu, wie lange sich die jungen Pflanzen im Zimmer halten.

Über Aufzucht und Pflege von Erbsen gilt das über die Bohnen Gesagte.

Erdnuß
(Arachis hypogaea)

Die Erdnuß gehört mit den Bohnen und den Erbsen zur Familie der Leguminosae. Die Pflanze sieht hübsch aus. Ihre gelben Blüten, die denen der wohlriechenden Platterbse ähnlich sind, biegen sich nach der Bestäubung nieder und bohren sich in die Erde. Unter der Erde bildet sich danach der Balg mit den Nüssen. Die Pflanze ist ein einjähriges Kraut und stammt aus Südamerika.

Erdnüsse im Balg bzw. in der Schale sind im Handel erhältlich. Die beiden Nüsse, die sich in jedem Balg befinden, können als Samen ausgesetzt werden. Nachdem man sie aus dem Balg herausgenommen hat, überdeckt man sie im Topf oder in der Aussaatkiste mit Erde. Auch die Torfbriketts, die beim Gießen zu kleinen netzbewehrten Töpfchen aufquellen, sind für die Aufzucht von Erdnußpflanzen geeignet. Man hält die Erde im Topf gleichmäßig feucht, ohne daß man sie jedoch sauer werden läßt. Plastikfolie mit Luftlöchern bzw. eine Glasplatte oder ein lichtdurchlässiger Deckel über der Aussaatkiste erzeugen erhöhte Luftfeuchtigkeit. Braust man die oberste Erdlage täglich, braucht man nur in Abständen von 10 bis 14 Tagen zu gießen. Man sollte in regelmäßigen Abständen überprüfen, ob die Erde im Topf nicht zu sauer geworden ist. Den Topf sollte man an einem hellen und warmen Ort, womöglich mit Bodenwärme, z. B. von einem Heizkörper her, aufstellen.

Sobald die Pflanze ein Stück gewachsen ist, soll sie in einen geräumigeren Topf umgesetzt werden, damit sie sich entwickeln kann. Ihr Aufstellungsort soll dann warm und hell sein mit Schatten gegen die ärgste Mittagssonne. Es soll regelmäßig gegossen und für Nährstoffzufuhr gesorgt werden. Man verwendet dabei Präparate, die für Topfpflanzen üblich sind, und hält sich an die Anweisungen der Herstellerfirma. Die Blätter sollen morgens und abends mit lauwarmem Wasser abgebraust werden.

Sobald die Pflanze blüht, soll künstlich bestäubt werden, indem man Blütenstaub mit Hilfe einer Feder oder eines Pinsels von einer Blüte auf die andere überträgt. Mit einigem Glück bilden sich daraufhin Früchte.

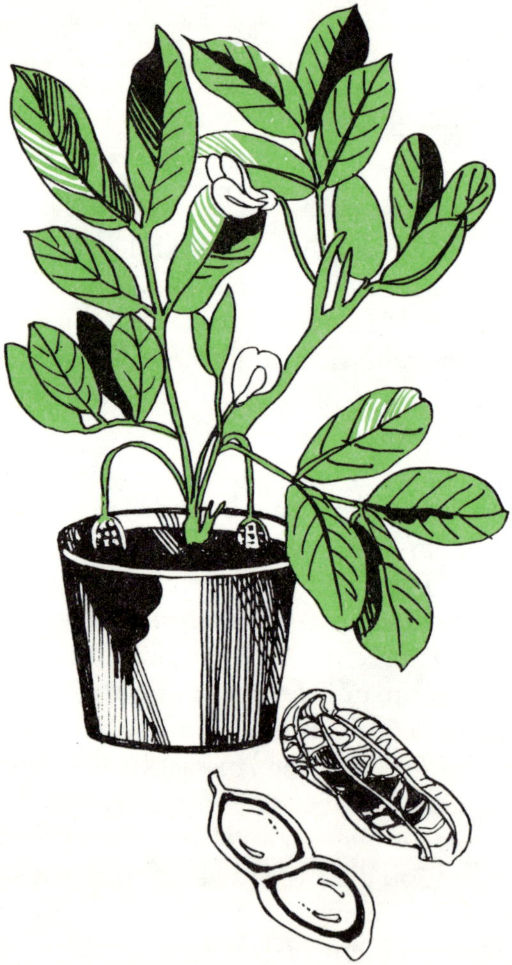

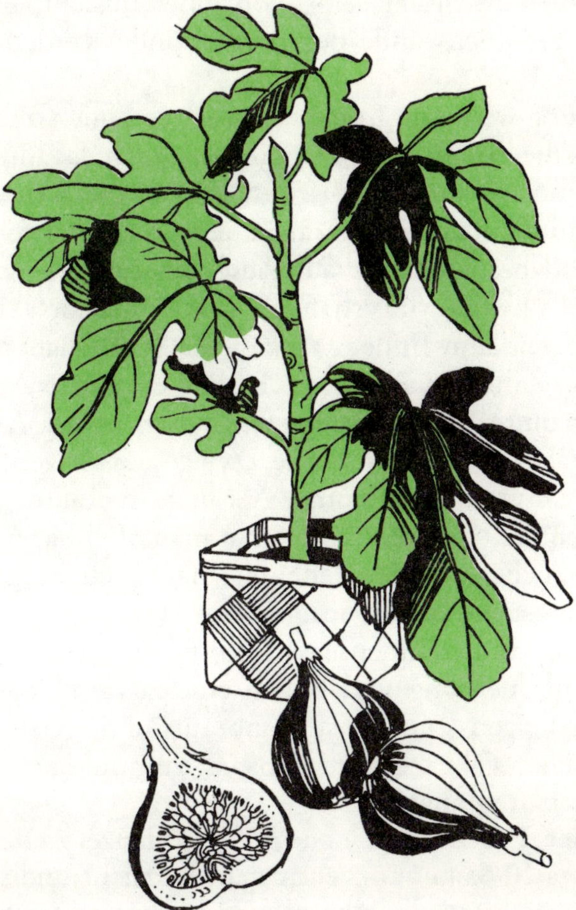

Feige

(Ficus carica)

Die Feige gehört zur Familie der Moraceae und bildet einen bis zu 6 m hohen Baum, der im Winter seine Blätter verliert. Sie ist mit einigen unserer gängigen Topfpflanzen verwandt und ist auch vereinzelt selbst als Topfpflanze im Handel erhältlich. Der wildwachsende Feigenbaum stammt wahrscheinlich aus Kleinasien, über seine genaue Herkunft herrscht aber keine Gewißheit. Der Beinamen carica weist auf die Landschaft Karien in der Türkei hin, in der die Stadt Smyrna liegt.

Die wichtigste kultivierte Feigenart ist die Smyrna- oder Eßfeige. Nachdem alle Blüten dieser Art weiblich sind, muß sie gemeinsam mit der Ziegenfeige, Ficus caprificus, die sowohl weibliche als auch männliche Blüten aufweist, gezogen werden. Die Blütenstände der Feige sind korbförmig, wobei die Blüten selbst von außen unsichtbar auf der Innenseite sitzen. Die Außenwände der Blütenstände werden später zu den Fruchtschalen.

Die Bestäubung wird von Insekten, in erster Linie von der Feigengallwespe, besorgt, die ihre Eier bei der Ziegenfeige in das Innere der Blütenstände legt. Wenn die Eier aufspringen, fliegen die Weibchen über und über bedeckt mit Blütenstaub heraus und von einer Smyrnafeigenblüte zur anderen und bestäuben sie auf diese Weise. Diese Weibchen legen ihre Eier niemals bei der Smyrnafeige, sondern suchen so lange, bis sie einen Ziegenfeigenbaum finden. Auf dieser Suche haben sie Gelegenheit, eine große Zahl von Blüten zu bestäuben. Diese Art der Befruchtung, die sogenannte Kaprifikation, war schon in der Antike bekannt. Man warf damals zu diesem Zwecke Zweige des Ziegenfeigenbaums in die Krone der Smyrnafeigenbäume. Als man in Kalifornien versuchte, die ersten Feigenplantagen anzulegen, hat man offenbar nicht so weit gedacht: Die Versuche schlugen fehl, bis man auch Ziegenfeigenbäume pflanzte und Feigengallwespen importierte.

Die Blüten, die an der Innenseite des Blütenstandes sitzen, verdicken sich nach der Befruchtung und bilden eine zusammengesetzte Scheinfrucht. Frische Feigen sind meist blaubraun und werden auch so, am sichersten zwischen Oktober und Februar, zumindest in größeren Städten in den Geschäften angeboten.

Um aus einer Frucht eine neue junge Pflanze ziehen zu können, klaubt man etwa 10 Samenkörner aus einer Frucht und sät sie im Topf oder in der Aussaatkiste, die man mit Bodenwärme aufstellt, aus. Dazu kann man gewöhnliche Topferde oder reinen Torfmull nehmen. Die Erde hält man ständig feucht und sieht zu, daß sie nicht sauer wird. Tägliches Brausen der obersten Erdlage und Umwickeln des Aussaatgefäßes mit Plastikfolie mit Luftlöchern bewirkt, daß nur in Abständen von bis zu 2 Wochen gegossen zu werden braucht. Sobald Triebe zum Vorschein kommen, läßt man nur die stärksten weiterwachsen und zwickt die anderen mit dem Fingernagel ab. Damit erleichtert man den stärkeren Trieben das weitere Fortkommen. Nach und nach soll die junge Pflanze umgeschult und später in einen ziemlich geräumigen Topf mit gewöhnlicher Topferde umgesetzt werden. Die Erde kann einigermaßen schwer und soll lehmhaltig sein.

Im Sommer liebt der Feigenbaum Licht und Sonne und Schutz gegen die ärgste Mitagssonne. Es soll regelmäßig und reichlich gegossen und dabei gedacht werden, daß die Erde wegen der Wurzelatmung zwischen dem Gießen auftrocknen können muß. In den helleren Jahreszeiten ist reichlich Nährstoffzufuhr erforderlich. Im Herbst verliert die Pflanze ihre Blätter. Dann ist es Zeit, sie an einem etwas kühleren Ort aufzustellen. Im Winter soll sparsam gegossen, die Blätter und der Stamm aber das ganze Jahr über abgebraust werden.

Auch als Zimmerpflanze kann der Feigenbaum Früchte tragen, besonders wenn er z. B. in einem Wintergarten genug Platz hat sich voll in seinem Wachstum zu entfalten.

Heute gibt es Feigenarten, die ohne Bestäubung und Befruchtung der Blüten Früchte ansetzen und zur Reife bringen.

Aus den Samenkörnern dieser Früchte können aber keine neuen Pflanzen gezogen werden.

Feigenkaktus
(Opuntia ficus-indica)

Der Feigenkaktus gehört zur Familie der Cactaceae und stammt wie alle anderen Kaktusarten aus Amerika. Es gibt über 200 Opuntia-Arten und einige von ihnen tragen genießbare Früchte. Als die Spanier nach Amerika kamen, lernten sie eine große Zahl ihnen bisher unbekannter Pflanzen kennen und brachten sie mit zurück nach Europa, u. a. auch den Feigenkaktus. In den Ländern rund um das Mittelmeer gedieh er so gut, daß er dort bald auch wild wuchs und heute schon heimisch ist. In Australien fand er noch bessere Bedingungen vor und wurde dort zum weitverbreiteten Unkraut. In Mitteleuropa kann der Feigenkaktus das ganze Jahr über an geschützten Plätzen im Freien stehen.

Die Frucht des Feigenkaktus ist gelb bis rotviolett und stachelig. Wenn man sie schält, was eine gewisse Übung erfordert, entdeckt man, daß das Fruchtfleisch rosa und mit Samenkörnern durchsetzt ist. Die Frucht hat einen frischen, guten Geschmack.

Zwischen Mai und September kann man vereinzelt in Geschäften zu Feigenkaktusfrüchten kommen, gelegentlich gibt es in Samenhandlungen auch Feigenkaktussamen zu kaufen. Am sichersten aber ist es, jemanden, der in den Süden reist, zu bitten, ein paar Früchte mitzunehmen. Feigenkaktussamen behalten ihre Keimfähigkeit sehr lange, da es ja

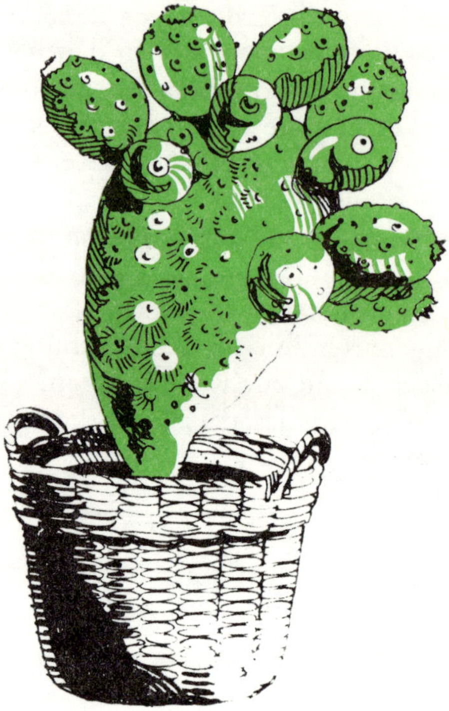

an den ursprünglichen Standorten der Pflanze unter Umständen sehr lange dauert, bis die Voraussetzungen für eine Keimung gegeben sind.

Nachdem man die Samen aus der Frucht geklaubt hat, spült man sie in lauwarmem Wasser ab und läßt sie daraufhin trocknen. Da die jungen Feigenkakteen empfindlich gegen Umschulen und Umsetzen sind, ist es am günstigsten, die Samen gleich von Anfang an jeweils in einem Topf mit ca. 10 cm Durchmesser auszusäen. In so einem Topf kann der Kaktus dann jahrelang bleiben. Man kann aber auch in Torfbriketts, die beim Gießen aufschwellen, aussäen, und, wenn dann die Pflanze mehr Platz braucht, den ganzen netzbewehrten Klumpen in einen größeren Topf übersiedeln. Dieses Verfahren hat den Vorteil, daß der Torf dieser Briketts sterilisiert ist und die jungen Kakteen sehr anfällig sind gegen verschiedene Krankheiten, die der Erde übertragen werden. Eine Mischung von 70% gewöhnlicher Topferde und 30% Sand ist für Kakteen ideal.

Man kann Erde oder Sand selbst sterilisieren, indem man sie im Backrohr einer Temperatur von 225 °C aussetzt.

Die Samen überdeckt man nach dem Aussäen mit etwas Erde, die dabei feucht sein soll. Den Topf stellt man an einen hellen Platz. Nach ungefähr 4 bis 6 Wochen erscheinen die Keimblätter. Letztere sehen überhaupt nicht kleinen Kakteen ähnlich, aber nach einiger Zeit kommen dann zwischen den Keimblättern die kleinen Kakteen selbst zum Vorschein. Merkwürdigerweise entstehen oft aus einem Samen zwei neue Pflanzen, von denen die eine bedeutend größer ist als die andere, die verdrängt wird und schließlich abstirbt. Man kann von vornherein schon die kleinere Pflanze wegnehmen, damit die ganze Kraft der größeren zugute kommt. Man schneidet sie einfach ab.

Der Aufstellungsort für den jungen Kaktus soll hell, sonnig und tagsüber warm sein. Im Sommer gießt man regelmäßig und führt etwas Nährstoffe zu. Im Winter soll der Aufstellungsort bedeutend kühler sein, wenn möglich zwischen 6 und 8 °C. Gleichzeitig soll sparsamer gegossen werden. Einen Feigenkaktus kann man ebensogut das ganze Jahr über an einem geschützten und sonnigen Platz im Garten aufstellen.

Opuntiakakteen haben in der Regel Stacheln (Dornen) und außerdem noch spitze, mit Widerhaken versehene Glochidien (Borstenstacheln), an denen man leicht mit den Kleidern und an der Haut hängenbleibt.

Die Stacheln von Kakteen sind nicht giftig, aber sehr oft staubig, sodaß man sich, wenn man sich daran sticht, leicht infizieren kann.

Wenn man die Scharlachschildlaus, die auf Opuntiakakteen zuhause ist, kocht, gewinnt man einen roten Farbstoff. Dieser wird bei der Herstellung verschiedener Kosmetika, z. B. von Lippenstiften, verwendet.

Granatapfel

(Punica granatum)

Der Granatapfel gehört zur Familie der Punicaceae, die mit den Myrtengewächsen nahe verwandt ist. Er stammt wahrscheinlich aus dem Fernen Osten bzw. aus dem Mittelmeergebiet und ist eine alte Kulturpflanze. Die Frucht ist in allen Kunstgattungen ein beliebtes, u. a. in der Seidenmanufaktur der Renaissance immer wiederkehrendes Motiv.

Der Granatapfel ist eine eigenartige, schöne Frucht mit einer Menge kleiner, von saftigem, rotem Fruchtfleisch umgebenen Kerne, die gehörig zwischen den Zähnen knacken, wenn man sie zerbeißt. Auch der Baum selbst ist mit seinen glänzenden grünen Blättern und seinen hellroten Blüten attraktiv.

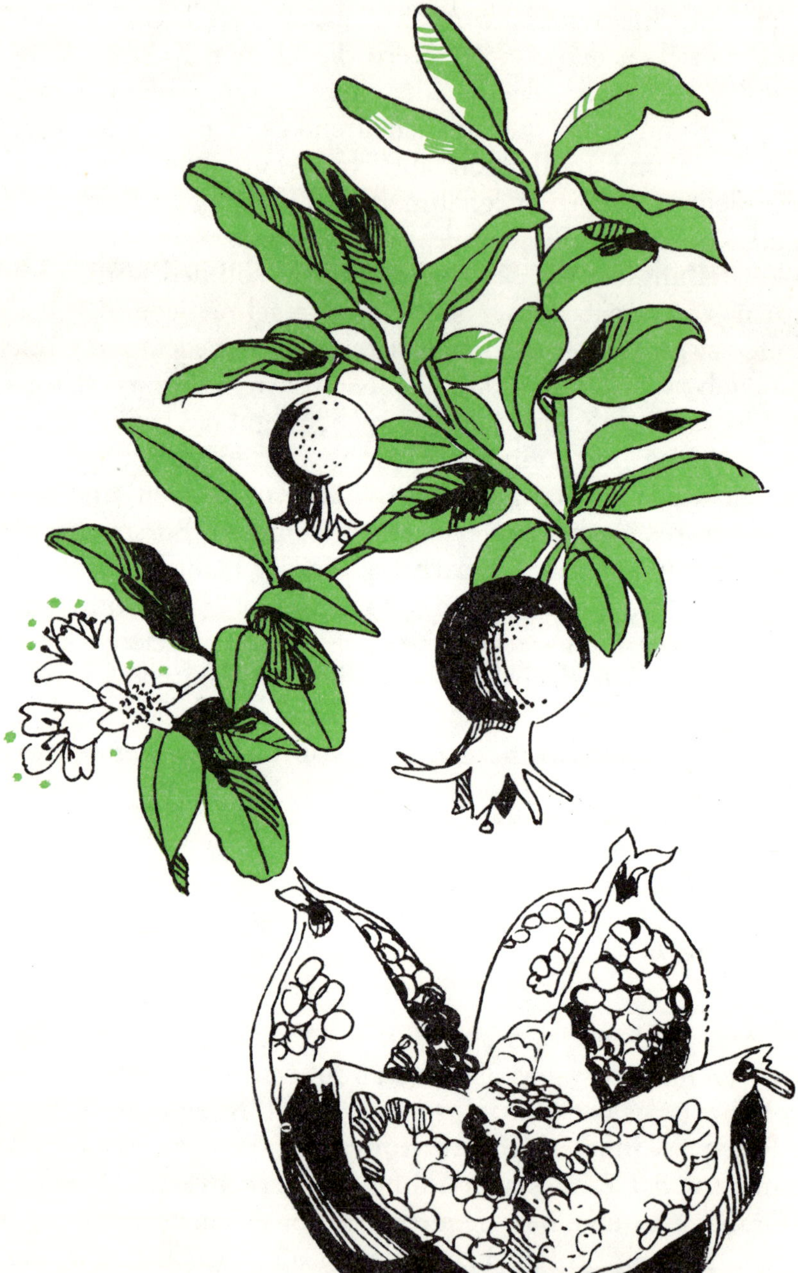

Sowohl den Ägyptern als auch den Juden war der Granatapfelbaum heilig. Bei den Griechen galt die Frucht als Symbol der Fruchtbarkeit, sie ist eine der Insignien im spanischen Staatswappen. Die Römer haben den Granatapfel aus dem nordafrikanischen Karthago, dessen Einwohner sie Punier nannten, eingeführt und ihm den Namen – punica – gegeben.

Granatäpfel sind zwischen August und Dezember erhältlich.

Es ist ziemlich leicht, Granatapfelkerne zum Keimen zu bringen. Hingegen kann es beim Teilen und Entkernen der Frucht Probleme geben. Der Fruchtsaft, der dabei meist heftig spritzt, hinterläßt schwer entfernbare Flecken. Die kleinen Kerne wäscht man in lauwarmem Wasser gründlich und läßt sie für ein paar Tage zum Trocknen liegen. Danach legt man sie in ein Einsiede- oder ähnliches Glas auf eine feuchte Unterlage, z. B. auf Watte.

Nach 4 bis 6 Wochen keimen die Kerne, und sobald auch nur ein winziger Wurzelfaden sichtbar wird, muß man den Kern im Topf, und zwar in gewöhnlicher Topferde, die feucht sein soll, aussetzen. Man macht dabei mit dem Bleistift ein ca. 2 cm tiefes Loch in die Erde, setzt den Kern mit der Wurzel nach unten ein und drückt Erde an. Bald darauf kommen die ersten Blätter.

Der Aufstellungsort soll warm, hell und sonnig sein. Die Pflanze fühlt sich bei verhältnismäßig trockener Luft wohl. Sie findet als ideale Zimmerpflanze in den modernen Wohnungen somit sehr gute Bedingungen vor. Sie soll deswegen auch nicht zuviel und zu oft abgebraust werden. Die Pflanze muß zurückgeschnitten werden, sie wächst ungern in die Breite, sodaß es ratsam ist, mehrere Pflanzen in einem geräumigen Topf zu pflanzen. Die Topferde soll gleichmäßig feucht gehalten, während der helleren Jahreszeiten sollen reichlich Nährstoffe zugeführt werden.

Möglicherweise blüht der Baum nach ein paar Jahren, und wenn es gelingt, die Blüten künstlich zu bestäuben, indem man mit einem Pinsel oder einer Feder Blütenstaub von einer Blüte auf die andere bringt, kann er auch Früchte tragen.

Der Saft von Granatäpfeln, die Grenadine, wird als Farbstoff, z. B. beim Mixen von Getränken, verwendet. Eine Zwergform des Granatapfels, der Zwerggranatbaum, ist eine bekannte Topfpflanze.

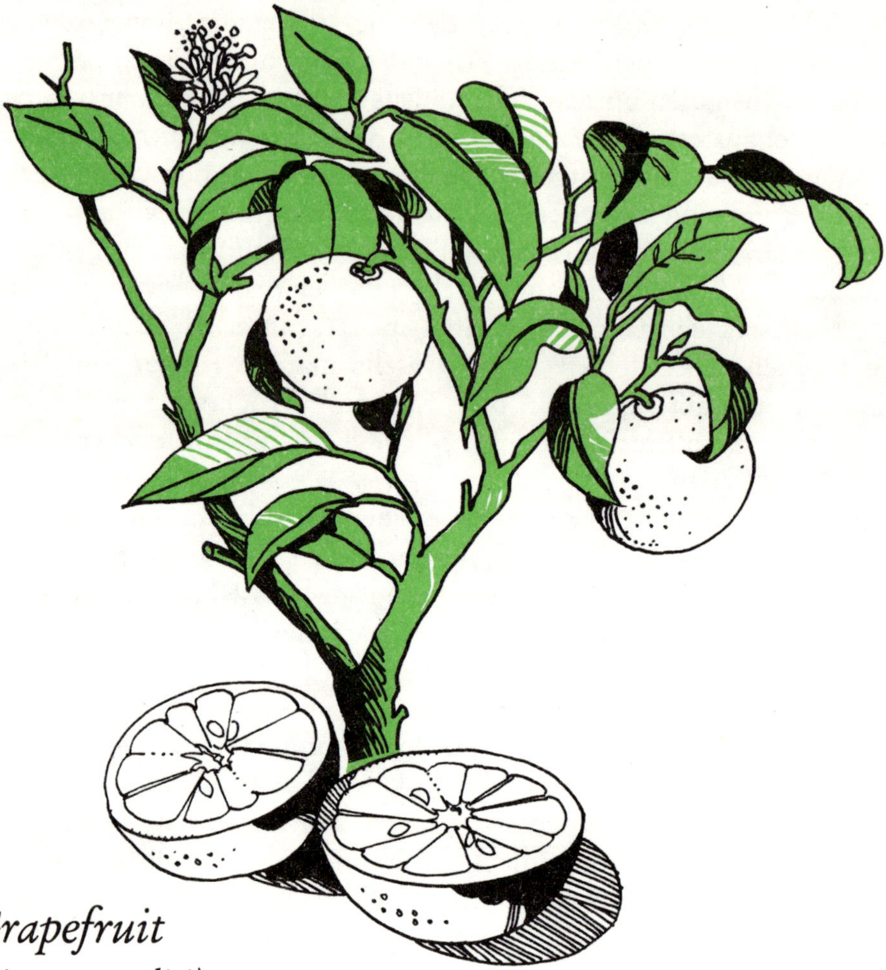

Grapefruit

(Citrus paradisi)

Die Grapefruit gehört zur Familie der Rutaceae und ist das Ergebnis der Kreuzung verschiedener Zitrusfrüchte, die ohne menschliches Zutun zustandekam. Die Frucht wurde zum ersten Mal 1750 auf Puerto Rico in Westindien angetroffen und wird unter ihrer heutigen Bezeichnung erstmals 1814 erwähnt.

Man nimmt an, daß sie den eigenartigen Namen ihrem traubenartigen Fruchtstand – grapa heißt Weintraube – zu verdanken hat.

Die ersten Pflanzen kamen spät, etwa um 1910, nach Europa, heute gibt es Kulturen dieser Zitrusfrucht auf der ganzen Welt.

Über das Pflanzen der Kerne siehe unter Orange S. 80.

Guava
(Psidium guajava)

Guava gehört zur Familie der Myrtaceae, zu der auch Myrte und Eukalyptus gehören. Die Pflanze stammt aus Westindien und Zentralamerika, ist heute aber auch in den meisten tropischen Ländern heimisch. Guava schmeckt sehr süß. Im durchschnittenen Zustand erinnert sie an eine Melone mit ihren um die Mitte dichtsitzenden Kernen. Die Pflanze selbst hat sehr schöne, ausgeprägt geäderte und an ihrer Unterseite behaarte Blätter. Ihre Blüten sind groß und weiß, die Früchte gelb oder gelbgrün. In tropischen Ländern wird aus Guava Marmelade hergestellt.

Guava ist von November bis März in gut sortierten Obsthandlungen erhältlich. Man klaubt ein paar Kerne aus der durchschnittenen Frucht, wäscht sie gründlich in lauwarmem Wasser und läßt sie einige Tage lang trocknen. Man sät sie im Topf oder in der Aussaatkiste in gewöhnlicher Topferde aus. Plastikfolie mit Luftlöchern oder eine Glasplatte oder ein anderer lichtdurchlässiger Deckel über der Aussaatkiste ergeben erhöhte Luftfeuchtigkeit und ermöglichen, daß nur in größeren Abständen gegossen werden muß. Bei der Aussaat soll die Erde gut durchfeuchtet sein. Das Aussaatgefäß soll mit Bodenwärme aufgestellt werden. Sobald die Pflanze anwächst, soll sie umgeschult werden. Später kann es notwendig sein, daß sie in einen verhältnismäßig großen Topf umgesetzt wird.

Ein heller, warmer und sonniger Platz mit Schatten gegen die Mittagssonne ist Voraussetzung für das Gedeihen der Pflanze. Im Sommer ist regelmäßiges Gießen und reichliche Nährstoffzufuhr, im Winter etwas sparsameres Gießen erforderlich.

Ebenso regelmäßig sollen die Blätter gebraust werden. Unter günstigen Bedingungen kann die Pflanze nach einigen Jahren zum Blühen gebracht werden. Die Blüten eignen sich gut zu künstlicher Bestäubung. Nach einer solchen kann die Pflanze auch Früchte tragen.

Haselnuß
(Corylus avellana)

Die Haselnuß gehört zur Familie der Corylaceae. Sie wächst wild in großen Teilen Europas bis hinauf in die Gebiete Mittelskandinaviens. Aus Moorfunden von Pollenkorn und Nüssen in Torfmoos weiß man,

Guava

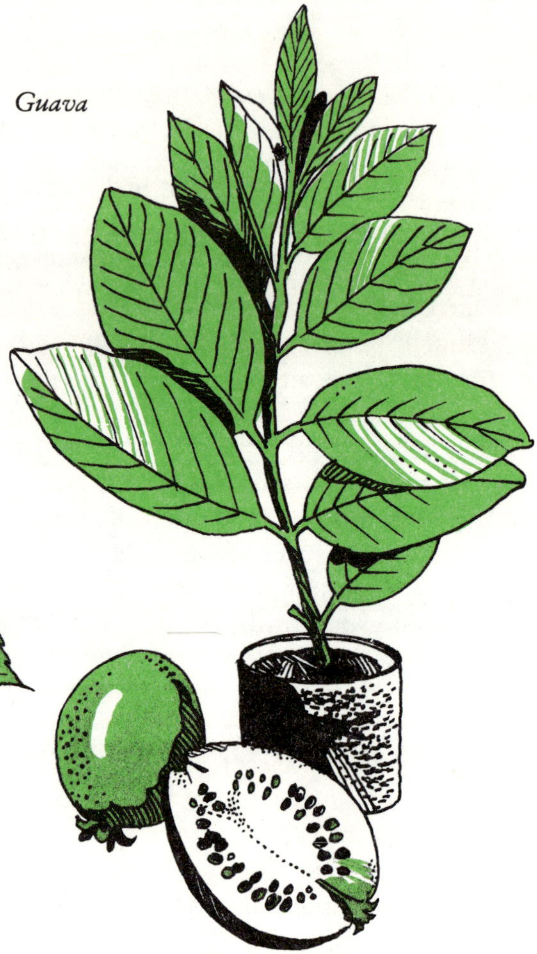

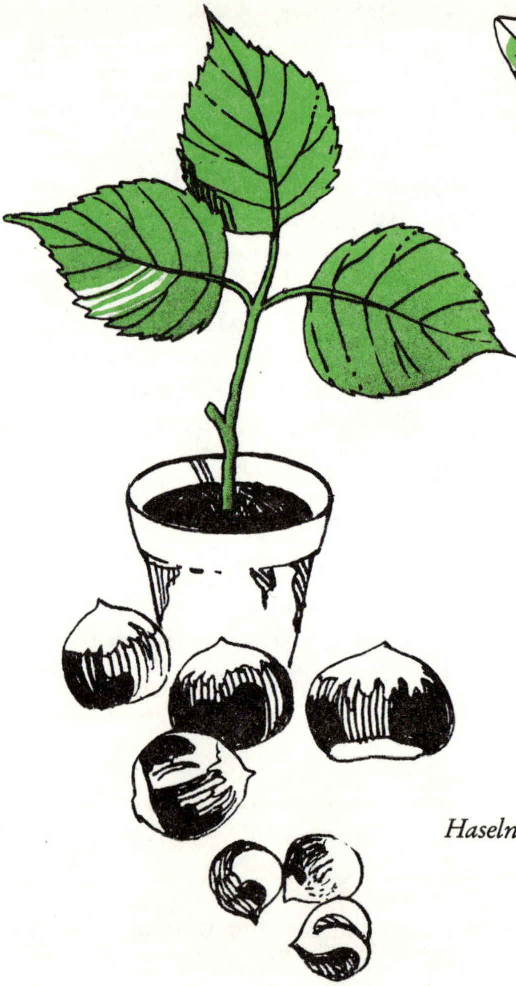

Haselnuß

daß die Haselnuß früher noch viel stärker verbreitet war. Die Haselnuß ist als Pflanze eine Staude, die bis zu 9 m hoch werden kann.

Damit Haselnüsse keimen, müssen sie stratifiziert werden, was bedeutete, daß sie längere Zeit hindurch der Kälte ausgesetzt werden müssen. Die Haselnuß hat so etwas wie einen biologischen Schutz eingebaut, der verhindert, daß sie im Herbst einen Keim bildet, der dann im Winter in der Kälte zerstört wird. Man stratifiziert am besten, indem man die Haselnüsse in einen Topf mit leicht feuchtem Sand oder Moos legt und dann den Topf auf den Balkon oder in den Garten stellt. Dort läßt man ihn ca. 3 Monate lang stehen. Die richtige Temperatur liegt dabei zwischen +1 ° und +6 °C. Sinkt die Temperatur für ein paar Tage etwas, so hat das noch keine schädliche Auswirkung, bei länger andauernder Kälte jedoch bedeckt man den Topf mit Zeitungspapier oder anderem wärmeschützenden Material.

Will man die Nüsse danach aussetzen, so soll man sie vorher abfeilen oder abschmirgeln, damit der Keim leichter durch die Schale dringen kann. Man nimmt gewöhnliche Topferde, und am besten einen etwas tieferen Topf mit genügend Platz für die sich entwickelnden Wurzeln. Man bedeckt die Nüsse ein paar Zentimeter mit Erde und hält die Erde gleichmäßig feucht, läßt sie aber nicht sauer werden, braust die oberste Erdlage mit zimmertemperiertem Wasser und stellt den Topf an einem hellen Platz auf. Nach ein paar Wochen, manchmal etwas später, kommt der Keim zum Vorschein. Dann soll der Topf an einem verhältnismäßig kühlen Platz, aber mit hoher Luftfeuchtigkeit, aufgestellt werden, da sonst Blattschäden in Form von braunen Flecken entstehen können. Tägliches Brausen, regelmäßiges Gießen und Nährstoffzufuhr sichern der jungen Pflanze ein gutes Fortkommen.

Über längere Zeit kann man eine Haselnuß nicht im Zimmer halten, sondern muß sie im Garten oder sonst wo im Freien aussetzen, wo sie die richtigen Lebensbedingungen vorfindet.

Heckenrose

(Rosa canina)

Die Heckenrose gehört zur Familie der Rosaceae. Sie ist eine alte Heilpflanze, sie wird bereits im 14. Jahrhundert in Heilpflanzenbüchern erwähnt. Ihre Früchte, die Hagebutten, sind Scheinfrüchte und bergen in ihrem Inneren eine Vielzahl kleiner Samenkörner.

Für die Aussaat schält man zuerst die Hagebutten, nimmt die Samenkörner heraus und läßt sie am besten ein paar Tage trocknen. Dann sät man im Topf oder in der Aussaatkiste in gewöhnlicher, feuchter Topferde aus. Plastikfolie mit Luftlöchern oder ein Deckel über der Aussaatkiste erzeugen hohe Luftfeuchtigkeit, wodurch nur in langen Abständen gegossen werden muß. Der Platz für das Aussaatgefäß soll hell sein.

Sobald die Pflanze anwächst, soll sie regelmäßig gegossen und an einem sehr hellen, gegen starke Sonnenbestrahlung geschützten Ort aufgestellt werden. Später soll die Pflanze umgesetzt werden, und zwar möglichst in einen tiefen Topf, damit sich die Wurzeln gut entwickeln können. Ein Übertopf als Schutz gegen Austrocknung durch Sonneneinstrahlung wäre vorteilhaft. Wenn die Pflanze ca. 10 cm groß geworden ist, soll man ihr regelmäßig Nährstoffe zuführen. Man braust die Blätter mit einer Sprühflasche, die das Wasser fein verteilt, ab. Eigentlich sollen Rosen nicht zu oft Wasser auf ihre Blätter bekommen, weil sie sonst leicht Mehltau ansetzen. Wenn man sie im Zimmer zieht, kommt man jedoch um das Abbrausen nicht herum, weil sie sonst die trockene Luft nicht vertragen. Im Frühsommer gehört die Heckenrose im Garten oder in der freien Natur ausgesetzt. Nach ungefähr 4 Jahren kann man neue Hagebutten ernten.

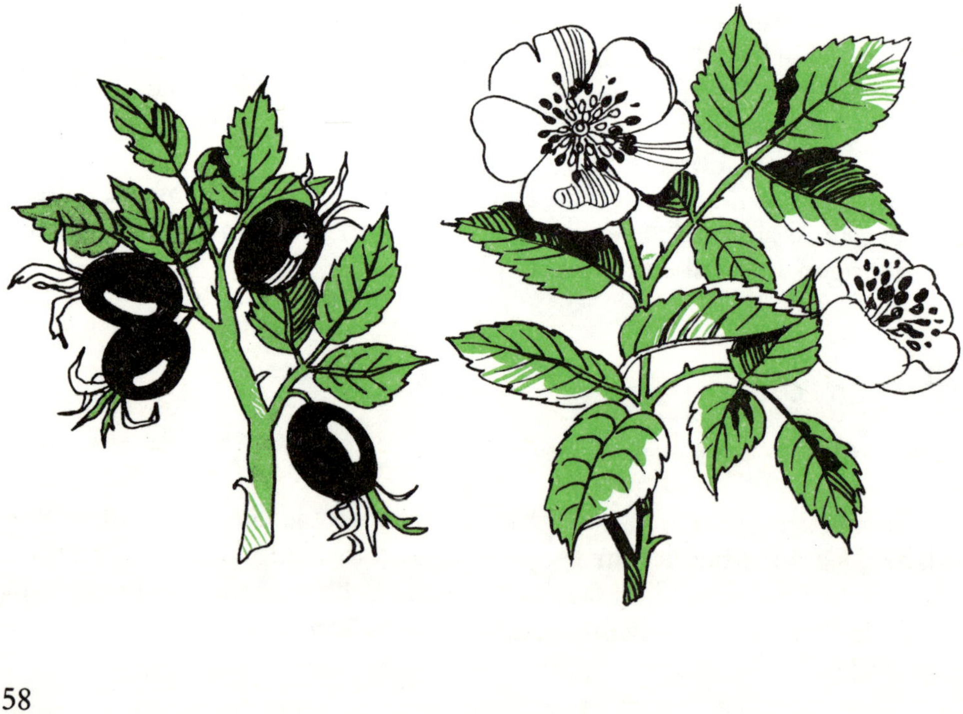

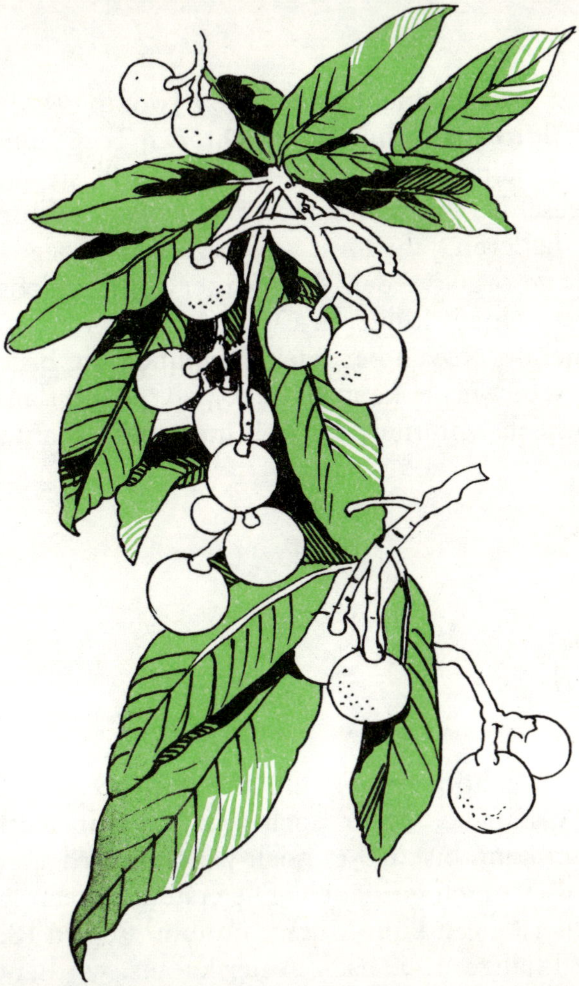

Japanische Mispel
(Eriobotrya japonica)

Die Japanische Mispel kommt aus China und ist heute in weiten Gebieten der Erde, u. a. in den Mittelmeerländern, heimisch. Dorthin gelangte sie zu Beginn des 19. Jahrhunderts. Sie hat große grüne Blätter mit stark ausgeprägter Äderung und brauner behaarter Unterseite. Ihre Früchte sind gelb und pflaumenähnlich und reifen zeitlich im Frühling. Im Inneren der Frucht sitzen ein paar große Kerne. Die Frucht ist schlecht haltbar und verträgt den Transport nicht. Deswegen ist sie bei uns im Handel nicht erhältlich. Derjenige, der in den Süden reist, hat sicher die Möglichkeit, sich Früchte und Kerne, die er zu Hause im Topf pflanzen kann, zu besorgen.

Den Kern setzt man in einem geräumigen Topf in gewöhnlicher Topferde. Die Erde hält man gleichmäßig feucht, den Topf stellt man mit Bodenwärme auf. Sobald die Pflanze anwächst, soll sie an einer hellen Stelle, jedoch geschützt gegen starke Sonneneinstrahlung, aufgestellt werden. In der helleren Jahreszeit soll regelmäßig gegossen und für Nährstoffzufuhr gesorgt werden. Im Winter soll vorsichtiger gegossen und die Pflanze an einem kühleren Ort aufgestellt werden. Die Pflanze blüht in der Regel im November oder Dezember, die Früchte reifen im April. Die japanische Mispel kann als dekorative Topfpflanze das Fenster schmücken. Ob sie als Zimmerpflanze Blüten und Früchte tragen kann, ist ungewiß.

Kaffee
(Coffea arabica)

Der Kaffeebaum gehört zur Familie der Rubiaceae und stammt aus dem tropischen Ostafrika, wo er noch jetzt, u. a. in Aethiopien, wild wächst. Der Baum kann bis zu 9 m hoch werden, wird aber in den Plantagen künstlich als Strauch gezüchtet. Die ersten Kaffeepflanzungen gab es in Arabien in der Gegend um Mocka, und im 17. und 18. Jahrhundert breitete sich die Pflanze u. a. nach Amerika aus, wo heute der meiste Kaffee gepflanzt wird.

Die Kaffeepflanze ist eine verhältnismäßig leicht zu ziehende Topfpflanze, die in den letzten Jahren bei uns immer beliebter wurde. Ihre Blätter sind glänzend grün und sitzen gegenständig am Zweig. Ihre Blüten sind klein, weiß und wohlriechend. Die Früchte sehen wie kleine Kirschen aus und sitzen in den Blattachseln. In der Frucht, die zu den Steinfrüchten gezählt wird, befinden sich in der Regel zwei Samen, die von einer dünnen Schale sowie von der sogenannten Pergamenthülse, einem saftigen Fruchtfleisch, umgeben sind.

Die Keimfähigkeit von Kaffeebohnen geht verloren, wenn sie nicht innerhalb von ein paar Tagen, nachdem sie vom Baum genommen wurden, in die Erde gesetzt werden. Zu keimfähigen Kaffeebohnen zu kommen kann daher einigermaßen mühsam sein, am besten sieht man sich bei Bekannten, die einen Kaffeebaum zuhause haben, um.

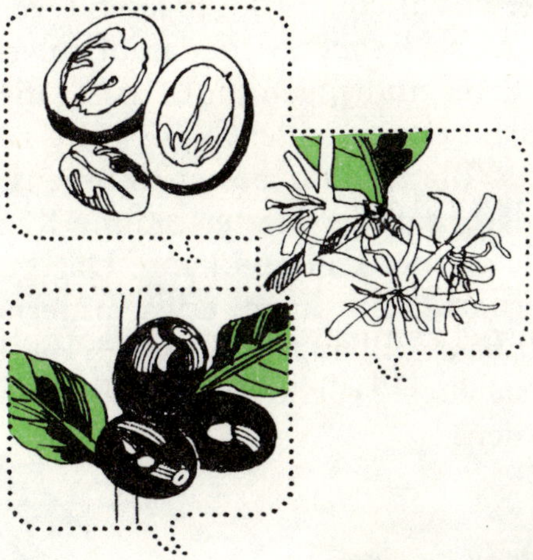

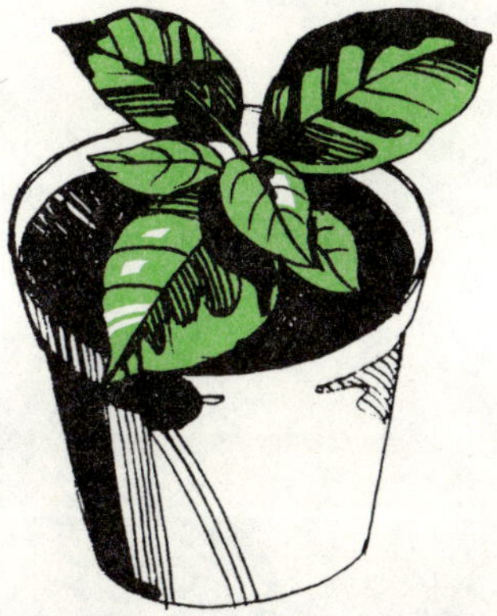

Sobald die Kaffeefrucht gut gereift ist, nimmt man sie vom Baum, teilt sie vorsichtig und nimmt die Samen heraus. Man setzt sie in gut durchfeuchteter Erde im Topf oder in der Aussaatkiste aus, indem man sie mit etwas Erde überdeckt. Die Topferde hält man gleichmäßig feucht, tägliches Brausen der obersten Erdlage ermöglicht, daß nur in entsprechend großen Abständen gegossen werden muß. Plastikfolie mit Luftlöchern oder ein lichtdurchlässiger Deckel über der Aussaatkiste erzeugt hohe Luftfeuchtigkeit, die vorteilhaft ist. Es ist sehr wichtig, daß in der Erde eine Temperatur zwischen 24 ° und 26 °C herrscht. Der Topf muß deshalb mit Bodenwärme aufgestellt werden. Wenn alles gut geht, keimen die Samen ziemlich rasch, und sobald die junge Pflanze anwächst, soll sie an einem sehr hellen, aber nicht sonnigen Platz aufgestellt werden. Die Kaffeepflanze erleidet leicht Blattschäden durch Hitzeeinwirkung.

Wenn die Pflanze ca. 10 bis 15 cm groß geworden ist, sollte sie in einen größeren Topf in gewöhnlicher Erde umgesetzt werden. Es soll regelmäßig gegossen werden. Dabei ist aber nicht darauf zu vergessen, daß zwischendurch Luft in die Erde eindringen muß, damit die Wurzeln atmen können. In der helleren Jahreszeit sollen Nährstoffe zugeführt werden. Tägliches Abbrausen der Blätter, am besten morgens, tut der Kaffeepflanze gut und verhindert, daß die Blätter braune Kanten bekommen, was bei trockener Luft leicht der Fall sein kann. Dagegen, daß die Pflanze leicht ihre Blätter verliert, kann kaum etwas unternommen werden.

Nach ca. 4 Jahren blüht die Pflanze, und wenn die Blüten künstlich bestäubt werden, kann sie auch Früchte tragen. Es dauert ca. 7 Monate, bis die Früchte reif werden.

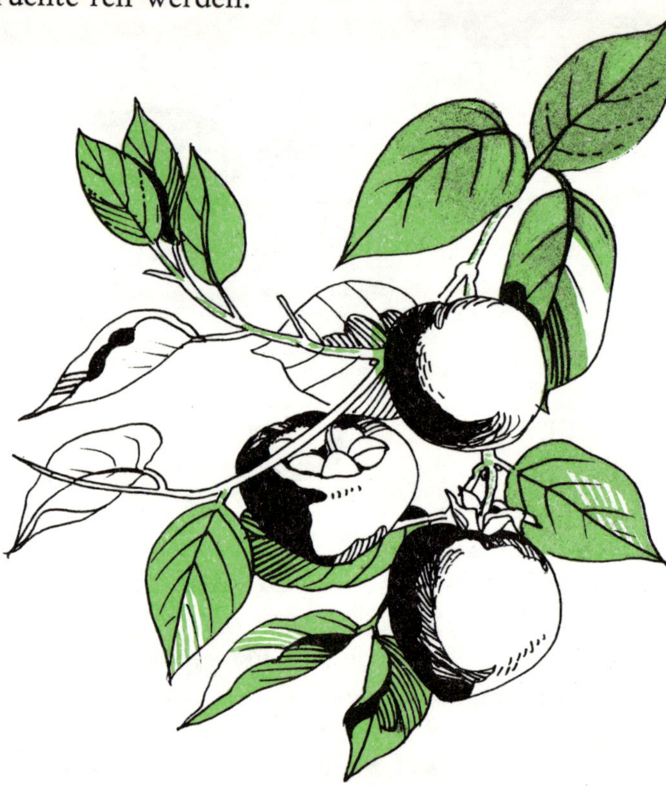

Kaki – Kakipflaume, japanische Persimone (Diospyrus kaki)

Die Kakipflaume gehört zur Familie der Ebenaceae und stammt aus China, Japan und Korea. Der Baum wird 2 bis 4 m hoch und hat längliche, ganzrandige und glänzend grüne, schraubenzeilig gestellte Blätter.

Seine Blüten sind klein und weiß. Die Früchte sind wie Aprikosen gelborange, in Form und an der Schale erinnern sie an Tomaten. Sie schmecken wie Pfirsiche. Kakifrüchte sind gelegentlich zwischen Oktober und Jänner im Handel erhältlich. In jeder Frucht befinden sich bis zu 8 schwarze Kerne, aus denen neue junge Pflanzen gezogen werden können.

Nachdem man sie stratifiziert hat, setzt man die Kerne im Topf oder in der Aussaatkiste in feuchte Aussaaterde, indem man sie mit ca. 1 cm Erde überdeckt. Man stellt den Topf an einen warmen und hellen Platz und hält die Erde gleichmäßig feucht. Es ist wichtig, daß zwischen dem Gießen Luft in die Erde eindringen kann. Tägliches Brausen der obersten Erdlage sowie Plastikfolie mit Luftlöchern oder ein Deckel über dem Aussaatgefäß erzeugt hohe Luftfeuchtigkeit.

Sobald ein Trieb zum Vorschein kommt, stellt man das Aussaatgefäß an einem hellen und sonnigen Platz mit Schatten gegen die ärgste Mittagssonne auf. Während der helleren Jahreszeit soll regelmäßig gegossen und reichlich Nährstoffe zugeführt werden. Je nach Wuchs soll die Pflanze in einen größeren Topf umgesetzt werden. Sie fühlt sich in verhältnismäßig schwerer, lehmiger Erde wohl. Sie braucht Wärme und Feuchtigkeit, deshalb ist tägliches Abbrausen der Blätter angezeigt. Eine im Zimmer gezogene Pflanze trägt kaum Blüten und Früchte, gibt aber immerhin einen hübschen Zimmerschmuck ab. Zur vermehrten Durchlüftung der Erde soll am Boden des Topfes mit Tonscherben oder Kiesel dräniert werden.

Kirsche – Süßkirsche
(Prunus avium)
Weichsel – Sauerkirsche
(Prunus cerasus)

Sowohl Süßkirsche als auch Sauerkirsche gehören zur Familie der Rosaceae und wachsen wild in Südwestasien. In Europa wächst die Vogelkirsche, eine Süßkirschenart, die möglicherweise ursprünglich von Mönchen eingeführt wurde, bis in die Gebiete Mittelskandinaviens wild. Die Süßkirsche ist ein ziemlich großwüchsiger Baum, seine wichtigste veredelte Sorte ist die Bigareau.

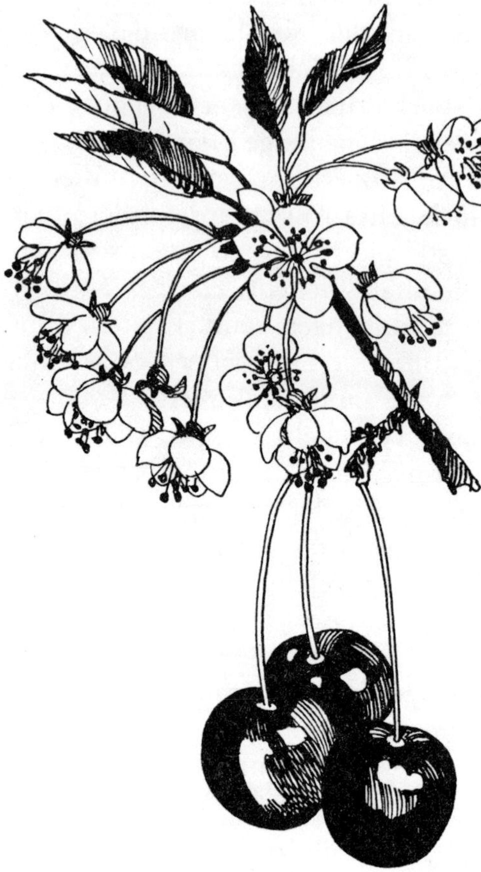

Sauerkirschen sind sehr alte Kulturpflanzen, die im Zuge der Christianisierung und der Ordensgründungen von Mönchen aus dem Mittelmeergebiet nach Mitteleuropa gebracht wurden. Sauerkirschenbäume sind von zarterem Wuchs und tragen säuerliche Früchte. Braunkirschen, Glaskirschen und Schattenmorellen sind Sauerkirschenarten. In früheren Zeiten waren alle Teile des Kirschbaums von Bedeutung für die Volksheilkunde, der Saft der Kirschbaumrinde z. B. wurde gegen Husten verschrieben.

Wenn man einen Kirschkern setzen will, so muß man ihn zuerst stratifizieren. Zu diesem Zweck legt man ihn in einen Topf oder in ein Einsiedeglas mit leicht feuchtem Sand oder Moos und stellt das ganze an einen dunklen Platz bei einer Temperatur zwischen + 1 ° und + 6 °C. Es schadet nichts, wenn Kerne, falls man den Topf im Freien aufgestellt hat, einige Tage dem Frost ausgesetzt sind, gegen Kälte über längere Zeit jedoch muß man sie, z. B. mit Zeitungspapier, schützen.

Setzt man Kirschenkerne im Topf oder in der Aussaatkiste in gewöhnlicher Topferde, so soll man sie vorher abfeilen oder abschmirgeln, damit der Keim leichter die Kernschale durchdringen kann. Der Kern soll ca. 1 cm mit Erde überdeckt werden, der Topf soll einen hellen Platz haben, eine Plastikfolie mit Luftlöchern oder ein Deckel über der Aussaatkiste hält die Luftfeuchtigkeit. Braust man außerdem die oberste Erdlage täglich, so braucht nur in Abständen von 10 bis 14 Tagen gegossen werden.

Sobald die Pflanze anwächst, besprüht man sie täglich mit Wasser. Bei Bedarf soll man sie in einen größeren Topf umsetzen. Die Kirsche kann auf Dauer nicht als Zimmerpflanze gehalten werden, sondern muß, damit sie überlebt, im Frühsommer im Garten ausgesetzt werden. Bei Vermehrung der Kirsche durch Kerne ensteht leider nicht wieder die veredelte, sondern die ursprüngliche, im Fruchtfleisch meist ärmere Sorte.

Kiwi

(Actinidia chinesis)

Kiwi gehört zur Familie der Actinidaceae und stammt aus dem Yangtse-Tal in China. Dort wächst sie wild als Schlingpflanze auf anderen Wirtspflanzen und wird ungefähr so wie bei uns der Wein kulitiviert und

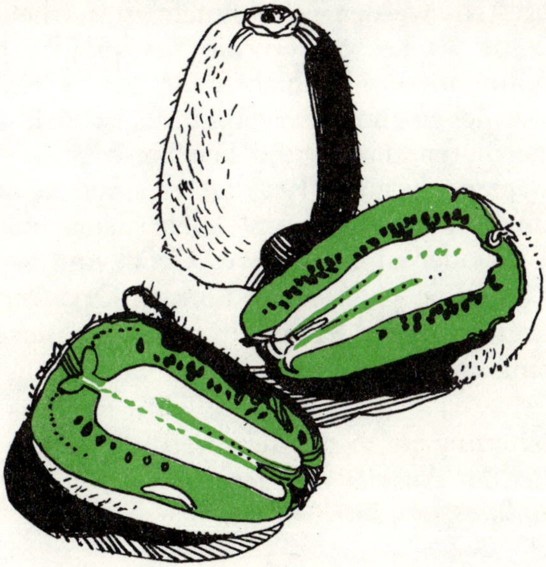

auf Spalieren gezogen. In einer Pergola hängen die Früchte genau wie der Wein, nur nicht in Trauben, sondern jede Frucht einzeln. Die Kiwifrüchte, die in den letzten Jahren bei uns fast zum gängigen Obst wurden und von Mai bis Dezember in den Geschäften erhältlich sind, kommen ausschließlich per Luft- oder Schiffsfracht aus Neuseeland. Die Frucht ist botanisch eigentlich als Beere anzusprechen und bietet im durchschnittenen Zustand, wo sich die fast schwarzen Kerne gegen das grüne Fruchtfleisch dekorativ abheben, einen schönen Anblick. Die Fruchtschale ist braun und behaart.

Kiwipflanzen sind zweihäusig. Will man zu Früchten kommen, braucht man dazu ein Exemplar mit weiblichen und eines mit männlichen Blüten. Zur Aussaat nimmt man mit einem Messer vorsichtig ein paar Kerne aus der Frucht und breitet sie auf Zeitungs- oder Haushaltspapier zum Trocknen aus. Nach ein paar Tagen sät man im Topf oder in der Aussaatkiste in sehr leichter, poröser Erde aus. Spezielle Aussaaterde, die man in den Geschäften zu kaufen bekommt, eignet sich sehr gut, weil sie sterilisiert ist. Die Erde soll feucht sein. Man streut die Kerne im Topf aus und bedeckt sie mit etwas Erde. Man braust die oberste Erdlage täglich mit lauwarmem Wasser, damit die Luftfeuchtigkeit entsprechend hoch wird und nicht so oft gegossen werden muß. Den Topf oder die Aussaatkiste stellt man an einem warmen und hellen und außerdem sonnigen Platz auf.

Gewöhnlich brauchen die jungen Pflanzen 8 Wochen zum Anwachsen. Es soll regelmäßig gegossen werden, zu viel Wasser hingegen bringt die Pflanze zum Verwelken. Sie soll hell und mit Schutz gegen die ärgste Mittagssonne aufgestellt werden und braucht in der helleren Jahreszeit Nährstoffzufuhr. Im Winter verliert die Kiwipflanze möglicherweise ihre Blätter, bekommt aber im Frühjahr neue. Ihre Ranken können zeitlich im Frühling zurückgeschnitten werden. Es ist nicht sicher, ob Kiwi als Zimmerpflanze Blüten ansetzt und Früchte trägt.

Um mit Kiwisamen ein gutes Resultat zu erzielen, soll man zuerst stratifizieren. Man legt die Samen mit leicht befeuchtetem Sand oder Moos in einen Topf oder in ein anderes Gefäß und stellt es bei einer Temperatur von 1 ° bis 6 ° C an einen dunklen Ort. Der beste Platz ist der Eiskasten. Legt man die Samen in eine gut verschlossene Verpackung, ist es kaum unhygienisch, sie in der Nähe der Lebensmittel aufzuheben.

Bei der Stratifizierung ist es mit der Sterilität von Sand oder Moos nicht so genau. Bei der Aussaat dagegen ist dies für ein gutes Gelingen unbedingt notwendig.

Kokosnuß

(Cocos nucifera)

Die Kokospalme gehört zur Familie der Palmae und kommt nach Ansicht einiger Wissenschaftler aus Südostasien. Sie wird zu den Fächerpalmen gezählt und ist ein Baum, der zwischen 20 und 25 m hoch werden kann. Die Kokospalme wächst vornehmlich an Stränden und hat sich dadurch, daß ihre Nüsse lange Zeit unbeschadet im Wasser schwimmen können, über weite Teile des Stillen Ozeans ausgebreitet.

Will man bei der Aufzucht von Palmpflanzen aus Kokosnüssen erfolgreich sein, ist es notwendig, daß man der Nüsse samt ihrer Faserschale habhaft wird. Nüsse, bei denen, wie bei den meisten im Handel erhältlichen, diese Schale bereits enfernt wurde, haben ihre Keimfähigkeit verloren.

Die Nuß gibt man in einen großen Topf oder in eine Schüssel, die man ein paar Zentimeter hoch mit Sand auffüllt. Das breitere Ende der Nuß soll dabei ein paar Zentimeter höher zu liegen kommen als das schmale Ende, damit sich der Saft in der Nuß, die sogenannte Kokosmilch, am Keimpunkt, an dem der Keim die Schale nach und nach durchdringt, sammelt. Der Sand soll nicht feucht sein. Die Nuß hat am Keimpunkt sowie dort, wo sie am Baum festsaß, ein Loch; dort braust man sie täglich. Dadurch entsteht in der Faserschale soviel Feuchtigkeit, daß die Keimung wesentlich beschleunigt wird.

Sobald man den Keim aus der Schale kommen sieht, setzt man die Nuß in Erde. Es genügt dazu gewöhnliche Topferde, die ruhig einen Sandanteil bis 30 % haben kann. Palmen sind stark auf ständige Durchlüftung ihres Mutterbodens angewiesen, daher ist es wichtig, daß man den Topf am Boden ausreichend drainagiert. Man setzt die Kokosnuß so ein, daß 2/3 von ihr unter der Erde zu liegen kommt und 1/3 herausschaut. Man hält die Erde gleichmäßig feucht, der Boden darf aber auf keinen Fall zu sauer werden.

Wenn die ersten Blätter erscheinen und sich sichtbar als Palmenblätter entfalten, soll der aus der Erde herausschauende Teil der Nuß überdeckt werden, damit sie langsam vermodernd zu Erde wird. Im Sommer braucht die Palme viel Licht und Sonne sowie Schatten gegen die ärgste Mittagssonne. Während der hellen Jahreszeiten führt man der Pflanze Nährstoffe zu. Mit dem Abbrausen der Palmblätter sollte man zurückhaltend sein, im Winter braust man, falls erforderlich, vorteilhafterweise morgens.

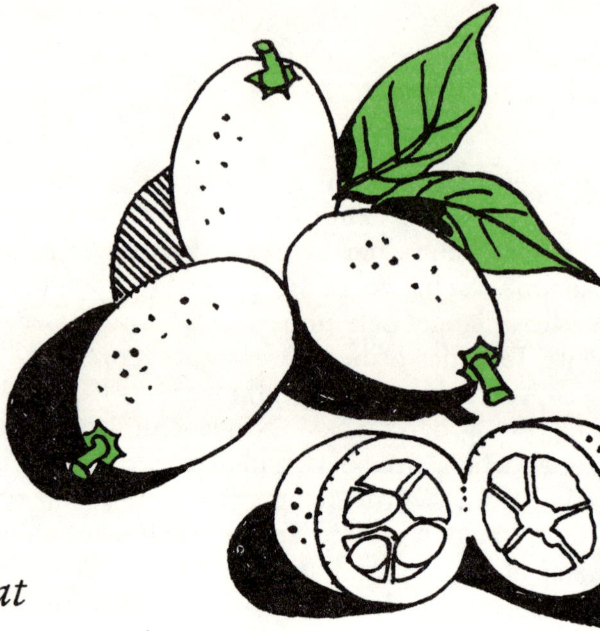

Kumquat

(Fortunella japonica)

Kumquat gehört zur Familie der Rutaceae und stammt aus China. Sie ist in China und Japan ziemlich häufig und wurde früher Citrus japonica genannt. Um das Jahr 1840 kam die Pflanze nach Europa und wurde hier zunächst nur als Zierpflanze gezüchtet. Heute wird sie u. a. in Nordafrika gezogen. Von dort wird sie importiert und ist auf unserem Markt, zwischen November und März, immer öfter anzutreffen. Die Früchte sind klein, rund und orange, auch oval kommen sie vor. Es werden oft auch Früchte mit Blättern und eine oder mehrere Früchte an kleinen Zweigen angeboten. Die Früchte werden mit der Schale gegessen.

Die ovale Kumquatfrucht heißt Fortunella marginata. Über das Pflanzen der Kerne siehe Orange S. 80.

Lime – *Limonette, saure Limette*

(Citrus aurantifolia)

Die Lime gehört zur Familie der Rutaceae und stammt, man ist sich dessen nicht ganz sicher, wahrscheinlich aus Ostasien. Sie breitete sich in der ganzen Welt aus, u. a. auch in Westindien und Mittelamerika, wo sie heute heimisch ist. Die Bäume werden 2 bis 4 m hoch und erinnern an Zitronenbäume.

Schale und Fruchtfleisch sind grün, die Frucht hat die Form einer Zitrone. Ihre Fruchtschale ist sehr dünn.

Über das Pflanzen der Kerne siehe Orange S. 80.

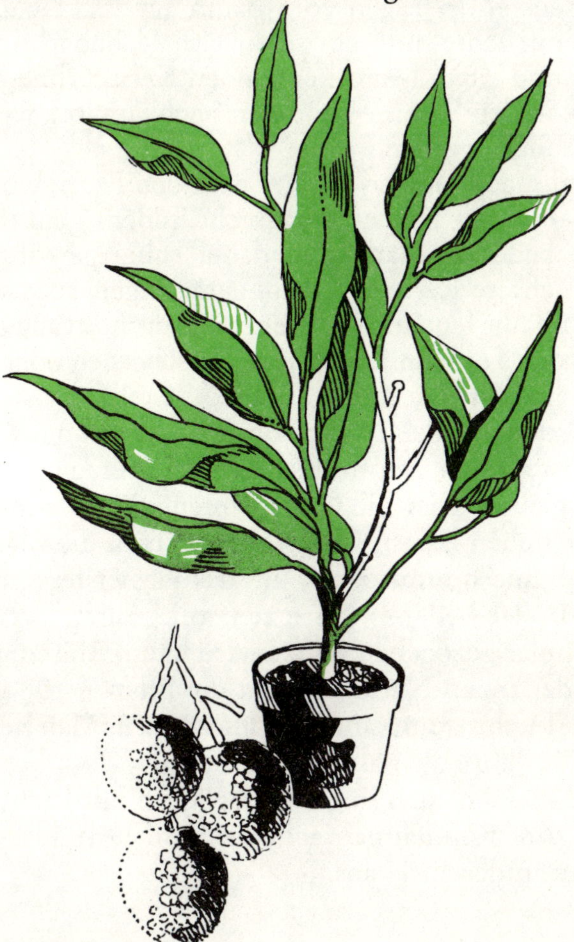

Litchi – *Litchipflaume*
(Litchi chinensis)

Litchi ist eine mehr als 4.000 Jahre alte chinesische Kulturpflanze und gehört zur Familie der Sapindaceae. Ungefähr so wie bei uns Weiden, werden in China Litchibäume entlang von Bachläufen und Wasserkanälen, ebenso z. B. auch am Rande von Reisfeldern, gepflanzt.

Die Früchte, die bei uns erhältlich sind, haben eine körnige, braune Schale mit einem geleeartigen Fruchtfleisch dahinter und einem ziemlich großen, braunen Kern. Der Kern hat bei diesen Früchten längst seine Keimfähigkeit verloren, ihn auszusetzen ist verlorene Liebesmüh'. Einen eigenen Litchibaum zu ziehen, kann nur mit Kernen von Früchten gelingen, die längstens vor 5 Tagen vom Baum gepflückt wurden.

Frische Litchifrüchte sind sehr schmackhaft, haben eine rote oder rotbraune Schale und einen leicht keimenden Kern. Ohne eine weite Reise südwärts, z. B. in den Sommermonaten nach Ceylon, wird man ihrer jedoch kaum habhaft werden.

Sollte das gelungen sein, so pflanzt man den Kern, womöglich unmittelbar nach Genuß der Frucht, waagrecht, indem man ihn ca. 2 cm mit feuchter Erde bedeckt. Man kann dabei ruhig gewöhnliche Topferde nehmen und mehrere Kerne in einem geräumigen Topf setzen. Die Erde hält man gleichmäßig feucht. Nachdem die Durchlüftung der Erde wichtig ist, sollte man den Topf am Boden mit Tonscherben oder Kies dränieren.

Man wählt einen hellen und warmen Aufstellungsort und schützt die anwachsende Pflanze gegen starke Sonnenbestrahlung. Wie andere tropische Pflanzen ist sie sehr empfindlich gegen Luftzug und Kälte. Man sollte regelmäßig gießen, aber nie übergelaufenes Wasser im Übertopf oder im Unterteller stehen lassen. Ebenso braust man die Blätter mit lauwarmem Wasser ab und nimmt dabei, um das Wasser fein zu verteilen, eine Sprühflasche. In der helleren Jahreszeit soll gedüngt werden.

Eine im Zimmer gezogene Pflanze wird kaum Blüten und Früchte tragen. Sogar in der freien Natur braucht die Pflanze 10 Jahre zu ihrer ersten Blüte. Ein Litchibaum kann sehr alt werden. Man kennt Exemplare, die mehr als 800 Jahre alt wurden.

Litchikerne können auch in Einsiedegläsern mit leicht feuchter Watte als Unterlage zum Keimen gebracht werden. Den auskeimenden Kern setzt man dann in der Erde aus.

Mais

(Zea mays)

Der Mais gehört zur Familie der Gramineae. Man nimmt an, daß er aus Mexiko stammt, wo Pollenkorn von wildem Mais, das über 80.000 Jahre alt war, gefunden wurde. Kolumbus nahm den Mais mit nach

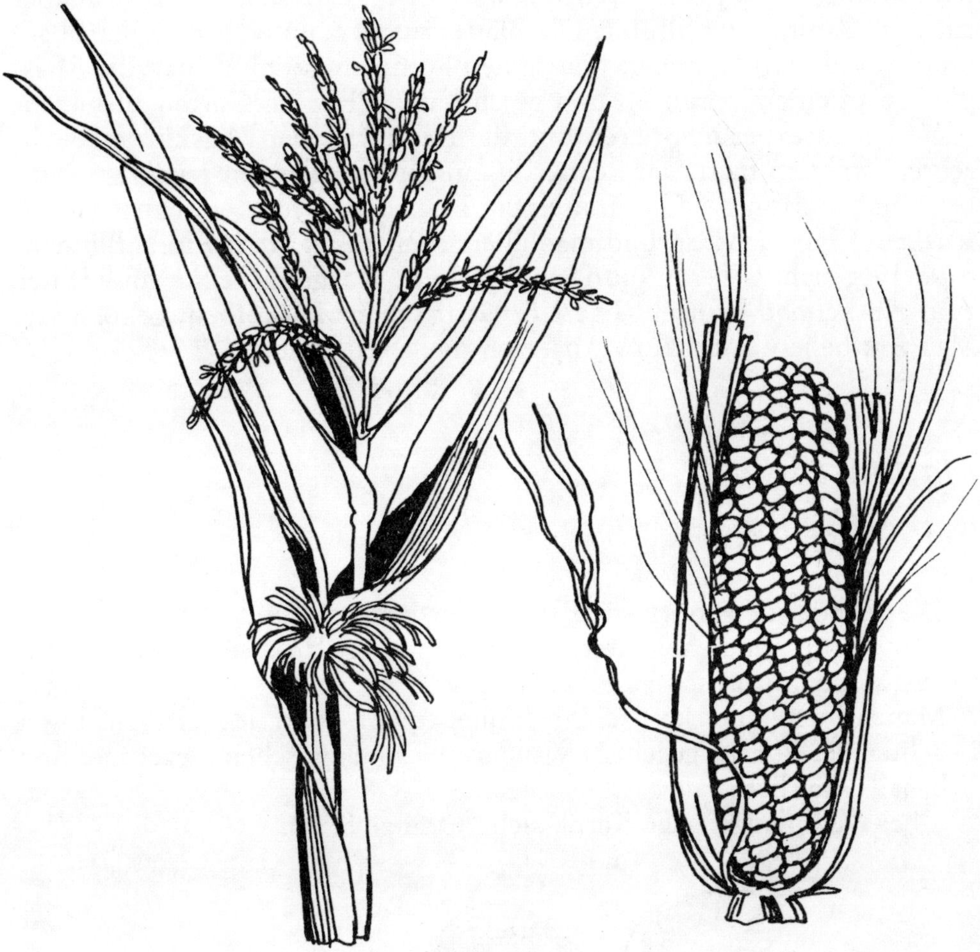

Europa, und heute ist diese Getreideart in weiten Teilen der Welt zu einer wichtigen Kulturpflanze geworden. Diese einjährige Grasart kann bis zu 6 m hoch werden. Ganz oben trägt sie den männlichen Blütenstand und etwas weiter unterhalb in den Blattachseln die weiblichen Blüten, die nach und nach dicke Kolben, die Maiskolben, bilden.

Ein paar Maiskörner, mit feuchter Blumentopferde bedeckt, keimen bald und treiben kleine Pflänzchen. Man setzt sie in einen Topf oder in eine Aussaatkiste und hält die Erde gleichmäßig feucht. Plastikfolie mit Luftlöchern um den Topf oder ein Deckel über der Aussaatkiste ergeben erhöhte Luftfeuchtigkeit, was sich günstig auswirkt. Gleichmäßige Feuchtigkeit der Erde, Nährstoffzufuhr und ein lichter und sonniger

Aufstellungsort können bewirken, daß die Pflanze sich verhältnismäßig lange im Zimmer wohlfühlt. Die Blätter werden am besten täglich abgebraust. Will man zu neuen Maissamen kommen, so muß man die Maispflanze an einem sonnigen und geschützten Platz im Garten aussetzen.

Will man experimentieren und die Keimkraft der Maiskörner beobachten, so kann man Maiskörner in ein Einsiedeglas mit feuchter Watte legen und sodann das Glas mit einem Deckel verschließen. Kurz danach wird ein Keim sichtbar, und man übersiedelt das ganze in einen Blumentopf. In gleicher Weise kann man Weizen, Roggen, Gerste und Hafer zum Auskeimen bringen. Die Körner frischer Maiskolben, gekocht als Mahlzeit beliebt, sind zum Ansetzen nicht reif genug.

Mandarine

(Citrus reticulata)

Die Mandarine gehört zur Familie der Rutaceae und ist ursprünglich auf den Philipinen beheimatet. Ihren Namen verdankt sie der Insel Mauritius (Mandara) östlich von Madagaskar.

Mandarinen sind kernreich. Immer mehr wird jedoch kernlosen Früchten der Vorzug gegeben. Mandarinen sind zwischen Dezember und Februar erhältlich.

Über das Pflanzen der Kerne siehe Orange S. 80.

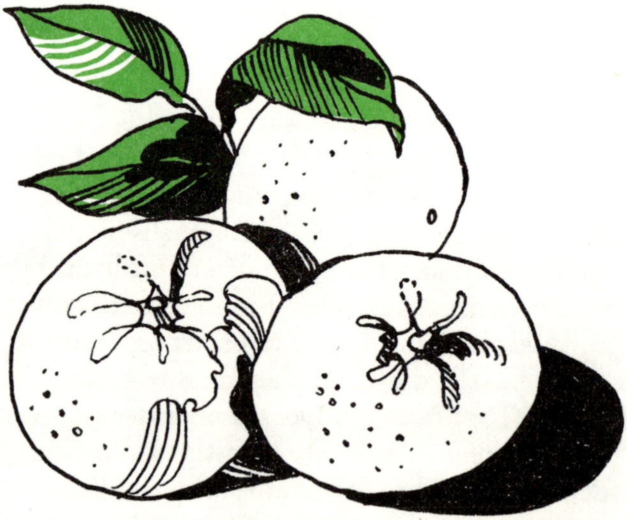

Mandel

(Prunus amygdalus)

Der Mandelbaum gehört zur Familie der Rosaceae. Er ist der Kirsche, dem Pfirsich und der Pflaume nahe verwandt und stammt aus Persien und Afghanistan, von wo er sich schon früh in Richtung Westen und Osten ausbreitete. Heute ist er in den Mittelmeerländern heimisch. Auf der Insel Mallorca wurde er Mitte des 18. Jahrhunderts in großem Maßstab gepflanzt, der heutige Bestand wird dort auf über 6 Millionen geschätzt. Die Mandelbaumblüte setzt schon zeitlich im Frühjahr ein. Man sagt, daß der Anblick der Blütenpracht auf den Bäumen unvergeßlich ist; Dichter aller Zeiten haben ihn besungen.

Die Mandelblüte hat fast keinen Stengel, sie sitzt ansatzlos am Ast. Die geöffneten Blüten sind weiß, die Blütenknospen rosa. Die Blätter erinnern an die des Pfirsichbaumes, die Früchte sind behaart, graugrün und werden zu den Steinfrüchten gezählt. In der Frucht sitzt ein Kern, der bei der Süß- und Bittermandel von einer sehr harten, bei der Krach- oder Knackmandel von einer spröden, leicht aufzubrechenden Schale umgeben ist. Die Zwergmandel, Prunus tenella, wird in unseren Gärten als Zierpflanze gezogen.

Über das Setzen der Kerne siehe unter Aprikose S. 32.

Mango

(Mangifera indica)

Der Mangobaum gehört zur Familie der Anacardiaceae und stammt aus Indien und Südostasien. Er ist eine der häufigsten großfruchtigen Kulturpflanzen der Tropen. Von ihm gibt es eine große Zahl von Arten und Kreuzungen. Form und Farbe seiner Früchte schwanken ziemlich stark. Meist sind sie gelb oder orange. Der Mangobaum wird im Nordosten Indiens schon seit über 4000 Jahren gezogen. Nachdem die keimfähigkeit der Kerne nur sehr kurze Zeit gegeben ist, fand er keine Verbreitung in den übrigen Erdteilen, bevor die Entwicklung der Schiffahrt im 19. Jahrhundert für kurze Transportwege sorgte.

Mandel

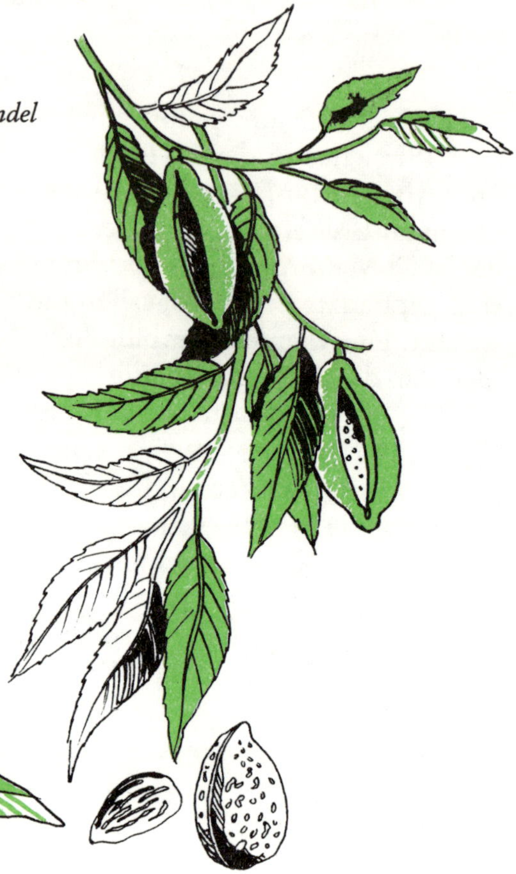

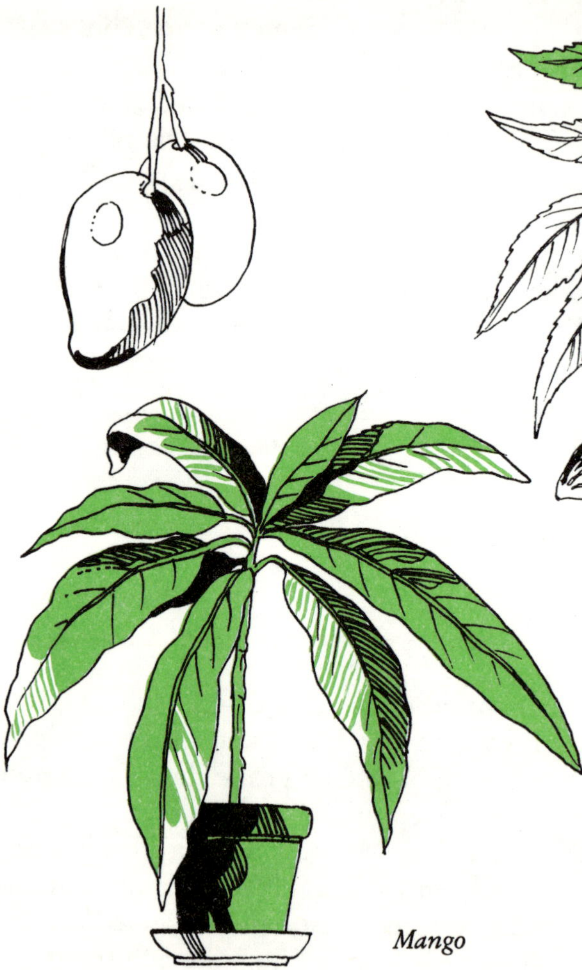

Mango

Mangofrüchte sind von September bis Mai im Handel erhältlich. Aus ihren Kernen können Topfpflanzen gezogen werden. Es dauert zwischen 3 und 4 Wochen, bis ein Mangokern keimt.

Man nimmt den Kern vorsichtig aus der Frucht und wäscht ihn in lauwarmem Wasser, sodaß kein Fruchtfleisch mehr an den Faserhaaren des Kerns hängt. Die Faserhaare selbst beläßt man. Empfindliche Personen, die zu Allergien neigen, ziehen beim Hantieren mit Mangofrüchten vorsorglich Handschuhe über. Nach der Reinigung soll der Kern 5 Tage lang im lauwarmen Waser liegen bleiben. Das Wasser wechselt man täglich. Danach setzt man den Kern mit dem Auge nach oben, also lotrecht, in sehr leichte Erde, indem man ihn ca. 1 cm überdeckt. Man nimmt dabei am besten im Handel erhältliche Aussaaterde und pflanzt im Topf oder in der Aussaatkiste.

Die Erde soll beim Pflanzen gut durchfeuchtet sein. Nach dem Pflanzen des Kerns gießt man verhältnismäßig viel, aber ohne daß die Erde übersäuert wird. Man nimmt dabei immer lauwarmes Wasser. Außerdem braust man die oberste Erdlage täglich. Plastikfolie mit Luftlöchern oder ein lichtdurchlässiger Deckel über der Aussaatkiste ergibt hohe Luftfeuchtigkeit, was vorteilhaft ist.

Nachdem die Pflanze angewachsen ist, stellt man den Topf an einen hellen und warmen Ort. Der Mangobaum ist sehr empfindlich gegen Kälte. Ein Platz zu nahe am Fenster kann im Winter die Blätter zum Verwelken bringen. Regelmäßiges Gießen ist ganzjährig und Nährstoffzufuhr in der helleren Jahreszeit erforderlich. Später kann ein Umsetzen notwendig werden, zumal sich der Mangobaum in verhältnismäßig geräumigen Töpfen wohlfühlt.

Die Blätter besprüht man täglich. Die Pflanze kann frühestens nach 4 Jahren zum Blühen gebracht werden. Die Blüten müssen künstlich bestäubt werden und können nur in günstigen Fällen Früchte entwickeln. Im Herbst sollte man ältere Pflanzen, wie sie es wildwachsend gewohnt sind, einer kurzen Trockenperiode aussetzen, indem man sie halb so viel gießt wie sonst. Auf diese Weise wird das Blühen der Pflanze begünstigt.

Mango chutney ist eine sehr wohlschmeckende Marmelade, die gut zu Currygerichten paßt. Zur Marmeladeherstellung eignen sich jedoch nur unreife Früchte.

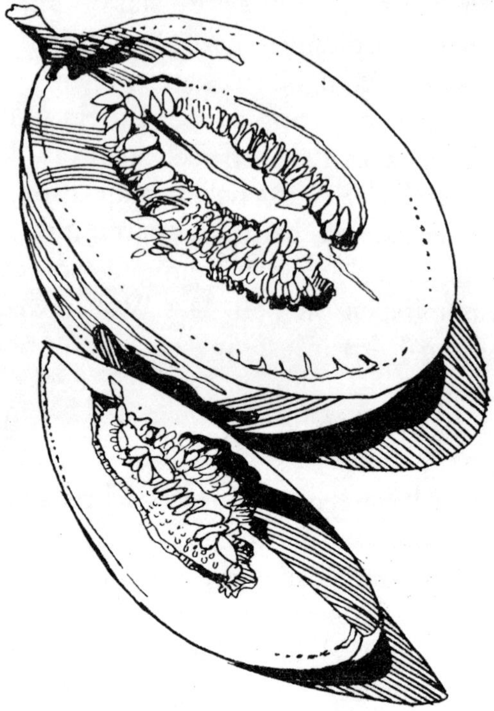

Melone

(Cucumis melo)

Die Melone gehört mit Gurke und Kürbis zur Familie der Cucurbitceae. Die gewöhnliche Melone oder Zuckermelone stammt aus Indien und wurde schon von den alten Ägyptern kultiviert. Die Wassermelone, Citrullus vulgaris, kommt aus Afrika, wo sie heute noch wild wächst. Auch die Wassermelone wurde über Jahrtausende in Ägypten und Indien kultiviert.

Die Melonenkerne müssen gründlich gewaschen und vor dem Aussetzen einige Wochen im Dunkeln und im Einsiedeglas oder in einem Plastiksäckchen luftdicht abgeschlossen getrocknet werden. Man überdeckt die Kerne 1 bis 2 cm mit gut durchfeuchteter Erde. Eine Glasplatte oder eine Plastikfolie mit Luftlöchern über dem Topf ergeben erhöhte Luftfeuchtigkeit. Man besprüht die oberste Erdlage täglich mit Wasser und gießt in solchen Abständen, daß zwischendurch Luft in die Erde eindringen kann.

Melonenkerne keimen rasch. Die Pflanze entwickelt sich, sobald sie einmal angewachsen ist, ebenso. Erwartet man sich von der Pflanze Blüten und Früchte, so sollte man sie im Garten oder am Balkon aussetzen. Die Blüten müssen künstlich bestäubt werden.

Mispel
(Mespilus germanica)

Die Mispel gehört zur Familie der Rosaceae und wächst wild in Südosteuropa und im Nahen Osten. Der Baum wird 6 bis 8 m hoch. Die Blätter sind an den Rändern gezähnt und an der Unterseite leicht behaart. Die Blüten sind weiß und sitzen einzeln auf kurzen Blütensprossen. Die Frucht ist braun und oben offen und erinnert etwas an eine Hagebutte.

Sie wird zur Herstellung von Marmeladen und Gelees verwendet, ist aber im überreifen oder gefrorenen Zustand auch eßbar.

Über das Pflanzen der Samen siehe Apfel S. 29.

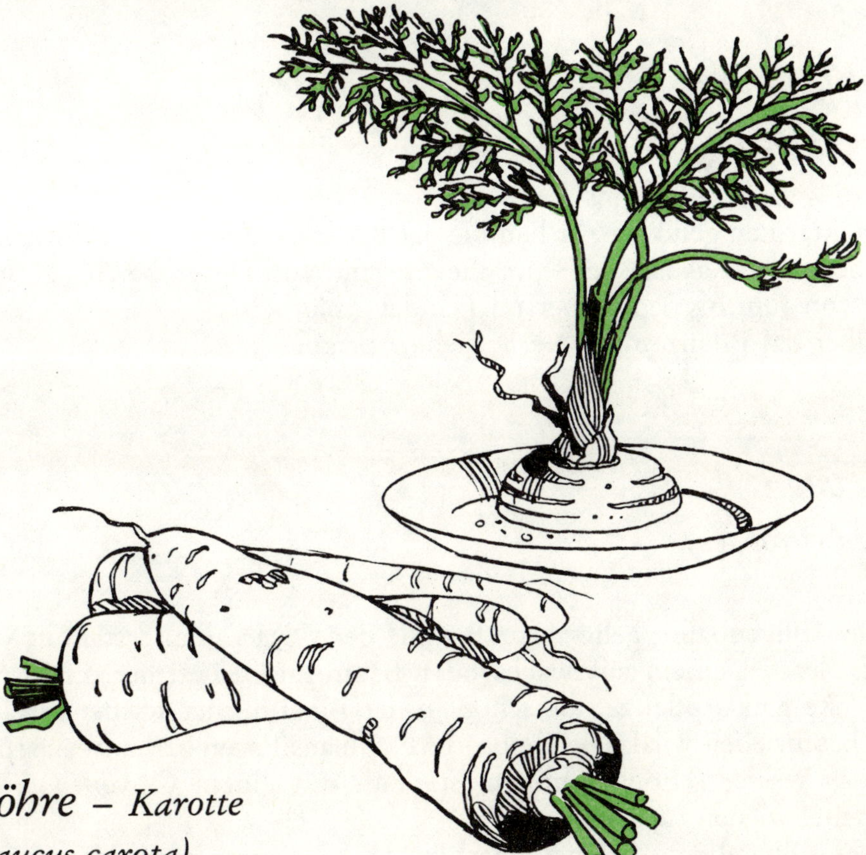

Möhre – Karotte
(Daucus carota)

Die Möhre gehört zur Familie der Umbelliferae und wächst wild in Asien, Nordafrika und in weiten Teilen Europas. Die eßbaren Möhren sind uralte Kreuzungen zwischen verschiedenen wildwachsenden Arten. Sie sind zweijährige Pflanzen, die im ersten Jahr in ihrem genießbaren Teil, der Wurzel, Nahrung speichern.

Hat man Freude am Experimentieren und will man sehen, welche Kraft in dieser Pflanze steckt, so schneidet man vom obersten Teil der Wurzel eine ca. 1 cm dünne Scheibe ab. Diese Scheibe legt man auf einen Teller, den man bis zur halben Höhe der Möhrenscheibe mit Wasser füllt. Den Teller stellt man an einen hellen und warmen Platz und kurz darauf beginnt es zu grünen: junges Möhrenkraut sprießt. Ebenso kann mit anderen Hackfrüchten, z. B. mit Pastinak, roten Rüben oder Kohlrüben, verfahren werden.

Nektarine

(Prunus persica, var. nectarina)

Nektarinen gehören zur Familie der Rosaceae und sind mit ihrer glatten Schale eine Abart der Pfirsiche. Sie sind von Dezember bis Februar und von Juni bis September im Handel erhältlich.

Über das Pflanzen der Kerne siehe Aprikose S. 32.

Olive

(Olea europaea)

Der Olivenbaum gehört zur Familie der Oleaceae und stammt vom Olea oleaster, einem wildwachsenden Baum im Orient, her. Er ist eine sehr alte Kulturpflanze, die schon in der Bibel immer wieder erwähnt und beschrieben wird. Die Taube, die Noah ausfliegen ließ, um zu sehen, ob das Wasser schon gesunken ist, kam mit einem Olivenzweig im Schnabel wieder zurück.

Der Olivenbaum wächst unerhört langsam und kann bis zu 2000 Jahre alt werden. Der Baum gibt mit seinen graugrünen Blättern und seinem oft krumm und knorrig gewachsenen Stamm der Landschaft, in der er steht, ihr unverwechselbares Aussehen. Er ist nicht besonders schön,

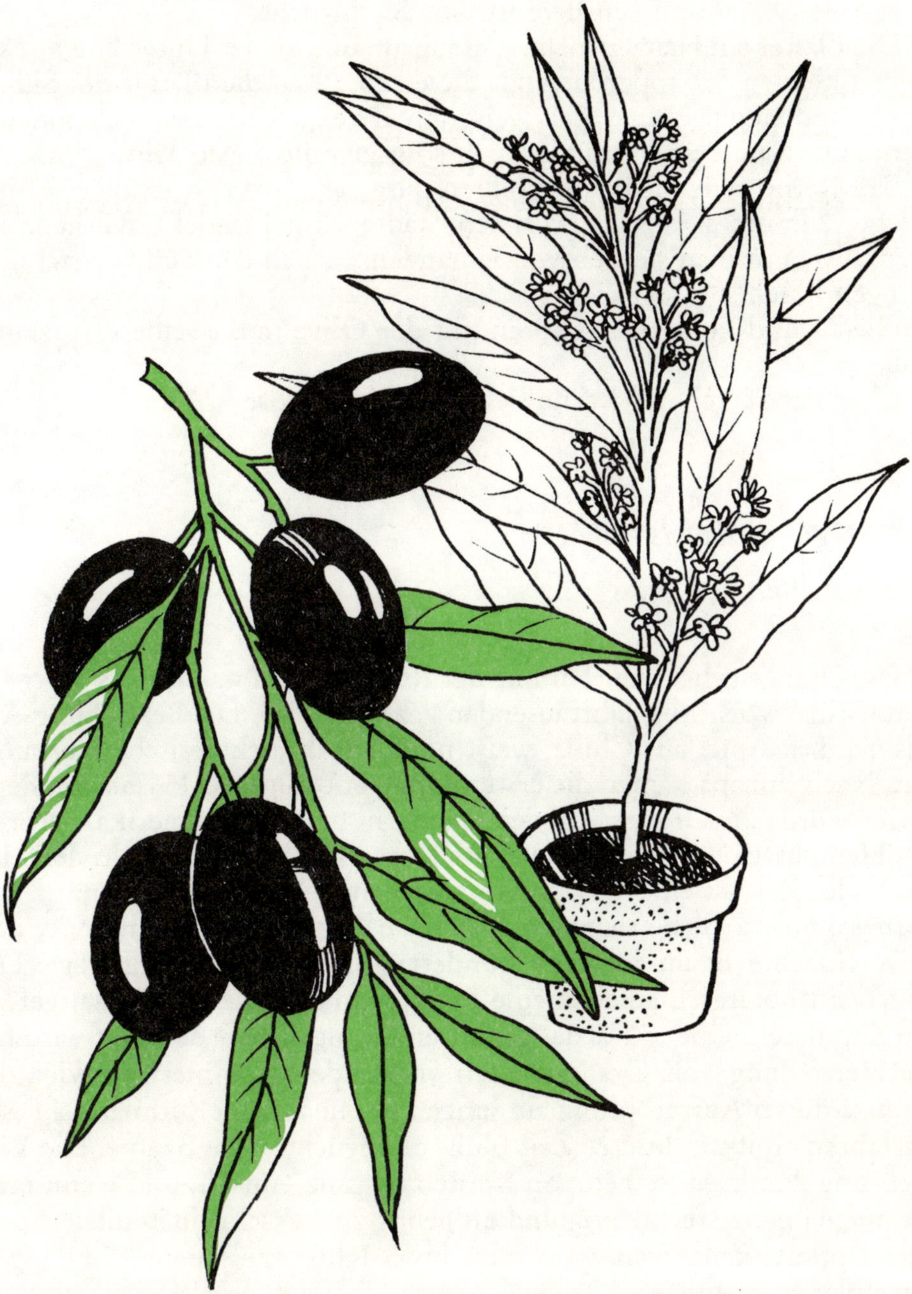

dafür aber umso nützlicher. In den Blattachseln wachsen Rispen kleiner duftender weißgelber Blüten. Die Früchte sind zuerst grün, werden aber in der Reife blauschwarz. Ihr Fruchtfleisch und ihre Kerne enthalten das wertvolle Olivenöl. Die Olive ist eine Steinfrucht.

Die Blätter sind lanzettförmig, graugrün und an der Unterseite mit silbrigen kleinen Schuppen besetzt. Sie erinnern an die Blätter der Silberweide und sitzen immer paarweise am Zweig. Sie stellen sich mit der Kante zur Sonne und schützen sich so gegen die ärgste Mittagshitze.

Die Kerne reifer Früchte können ausgesetzt werden. Fallweise sind solche, zumindest in den größeren Städten, im Handel erhältlich, andernfalls kann man sie sich von jemandem, der in den Süden reist, mitbringen lassen.

Flieder und Forsythie gehören mit der Olive in die selbe Pflanzenfamilie.

Über das Setzen der Kerne siehe unter Aprikose S. 32.

Orange – Apfelsine
(Citrus sinensis)

Die Orange gehört zur Familie der Rutaceae und stammt aus Vietnam und China, wo sie seit Jahrtausenden gezogen wird. Die Bezeichung Apfelsine, d. i. Apfel aus China, weist noch auf ihre chinesische Herkunft hin. Nach Europa kamen die ersten Orangenbäume im 15. Jahrhundert, später wurde die Orange von den Spaniern, u. a. nach Amerika, verbreitet. Heutzutage werden Orangen in den meisten Erdteilen kultiviert. Im Laufe der Zeit ist eine Vielzahl verschiedener Arten entstanden.

In kommerziell betriebenen Plantagen bringt man es zustande, daß jeder einzelne Baum mehrere hundert Früchte gleichzeitig trägt. Die Frucht ist botanisch gesehen eine Beere aus Fruchtfleisch mit saftgefüllten Kapillaren. Über 70 % der gesamten Orangenernte der Welt wird für die Herstellung von Orangensäften verwendet. Kommerziell wird die Orange durch Aufpfropfung auf junge Zitronenbäume vermehrt. Dieses Verfahren ergibt in kurzer Zeit blüh- und fruchtfähige Bäume. Die Vermehrung durch Aussetzen von Kernen ist ganz einfach, und wenn man die junge Pflanze rechtzeitig und oft genug zurückschneidet und entsprechend pflegt, kann man es in ca. 3 bis 5 Jahren zu einem blühfähigen Exemplar bringen.

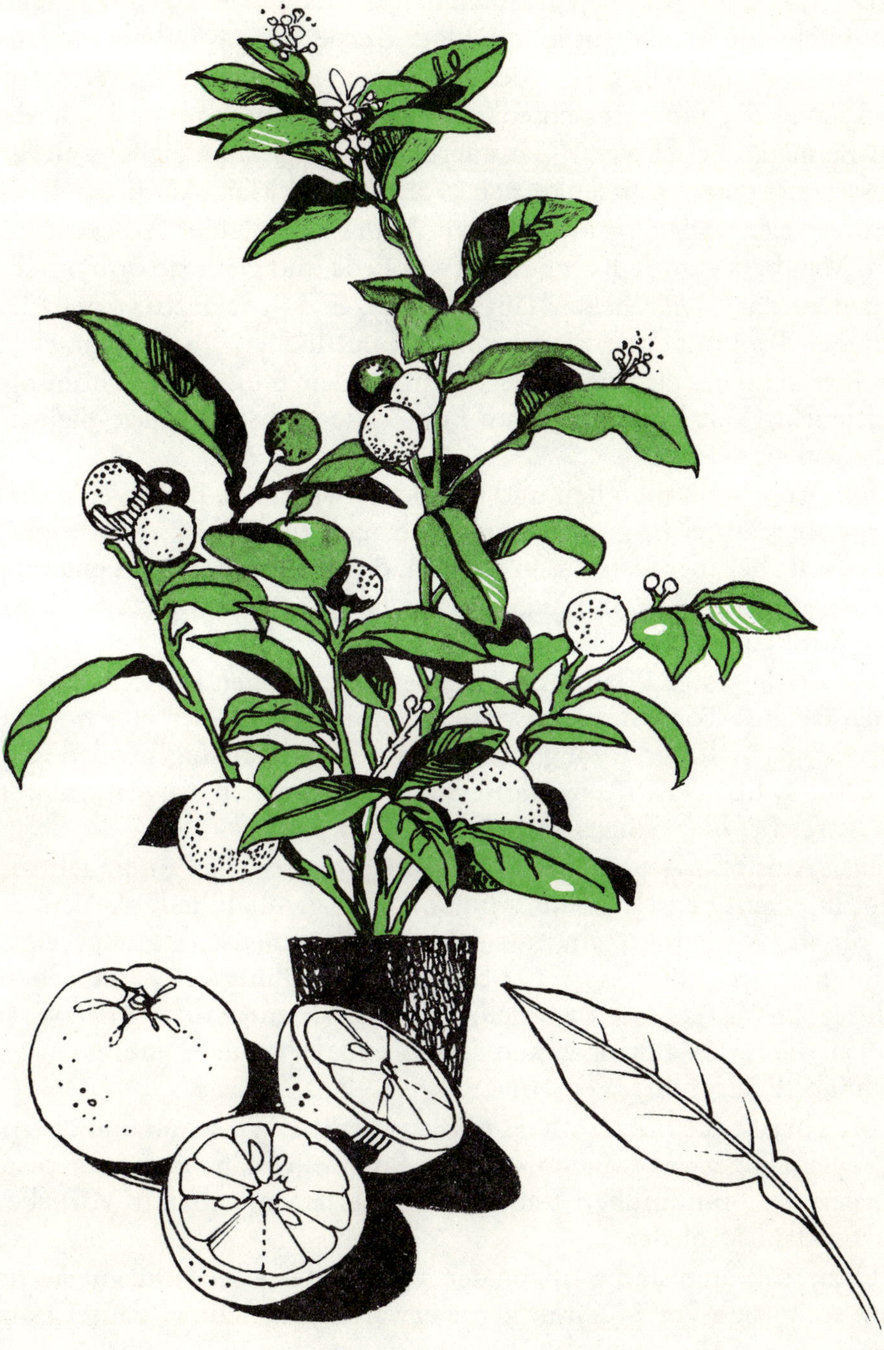

Die Orangen, die man im Geschäft zu kaufen bekommt, haben gewöhnlich eine Menge gut keimfähiger Kerne. Man wäscht sie in lauwarmem Wasser und läßt sie vor dem Aussetzen trocknen. Im Freien gedeiht die Pflanze auch in unterschiedlichen Böden. Gewöhnliche Topferde, ev. mit Beimengung schwerer Gartenerde und 10 % Sand, eignet sich für das Aussetzen von Orangenkernen vorzüglich. Man kann auch ruhig mehrere Kerne gleichzeitig in einem Topf oder in einer Aussaatkiste setzen. Man bedeckt die Kerne mit etwas Erde und gießt sie ordentlich ein. Vor dem nächsten Gießen läßt man die Erde gut auftrocknen. Deckt man den Topf mit einer Plastikfolie mit Luftlöchern zu, so kann es 10 bis 14 Tage dauern, bis wieder gegossen werden muß. Zur Erhöhung der Luftfeuchtigkeit braust man am besten die oberste Erdlage täglich mit lauwarmem Wasser.

Den Topf stellt man hell und mit Bodenwärme, z. B. von einem Heizkörper her, auf. Sehr günstig wirkt sich auch zusätzliches Kunstlicht aus, dabei soll aber nicht vergessen werden, daß die Pflanze dann einen höheren Wasserbedarf hat. Es hängt von der Jahreszeit ab, wie lange die Kerne zum Auskeimen brauchen.

Sobald die junge Pflanze ca. 10 cm groß geworden ist, setzt man sie in einen eigenen Topf um. Ein weiteres Umsetzen kann später notwendig werden, da sich der Orangenbaum in verhältnismäßig großen Töpfen wohlfühlt. Ebenso wird man öfters zurückschneiden müssen, wenn man auf astreiche, dichtwüchsige Pflanzen Wert legt.

Der Aufstellungsort eines Orangenbaumes soll hell und auch sonnig sein. In einem Fenster kann es im Sommer ziemlich heiß werden, daher ist für die Mittagszeit ein entsprechender Sonnenschutz angezeigt. Im Winter ist ein kühler, etwa 10 ° bis 15 °, Aufstellungsort vorzuziehen. Es soll regelmäßig gegossen werden, aber so, daß zur Atmung der Wurzeln Luft in die Erde eindringen kann. Während der helleren Jahreszeit sollen Nährstoffe zugeführt werden.

Man braust die Blätter öfters mit lauwarmem Wasser ab und überprüft in regelmäßigen Abständen, ob die Pflanze von Schädlingen befallen worden ist. Spinnmilben und Schildläuse lassen sich mit Vorliebe auf Zitruspflanzen nieder.

Orangenblüten sind weiß, an der Außenseite hell-lila und gut riechend. Man sollte sich vor 3 Jahren keine erwarten, manchmal dauert es noch länger, bis ein Orangenbaum blüht. Zur Fruchtbildung müssen die Blüten künstlich bestäubt werden. Dabei geht man am einfachsten so vor, daß man den Blütenstaub mit einem Pinsel oder einer Feder von einer Blüte auf die andere überträgt. Die Fruchtbildung und -reife dauert ca. 10 bis 16 Monate.

Zitruspflanzen sind auch ohne Früchte attraktiv und können zur Verschönerung des Heims wesentlich beitragen. Ältere Pflanzen haben meist Stacheln; manche tragen sogar Blüten und Früchte gleichzeitig.

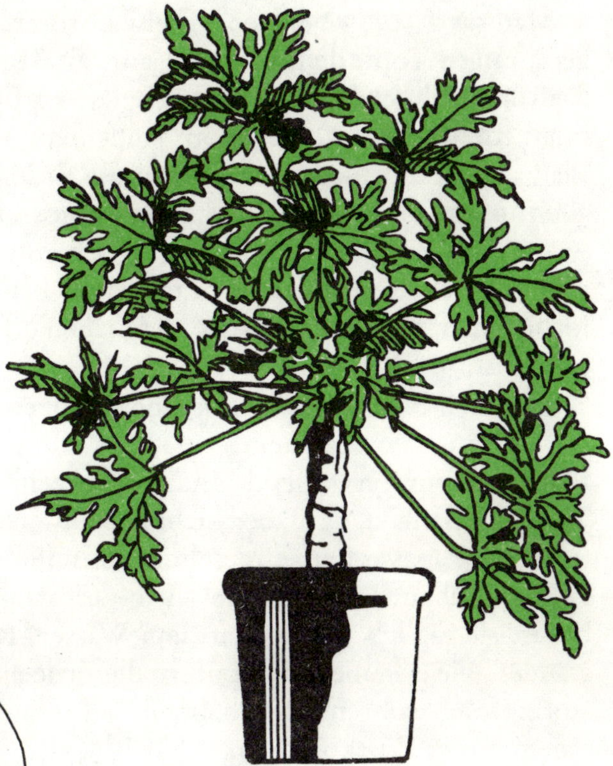

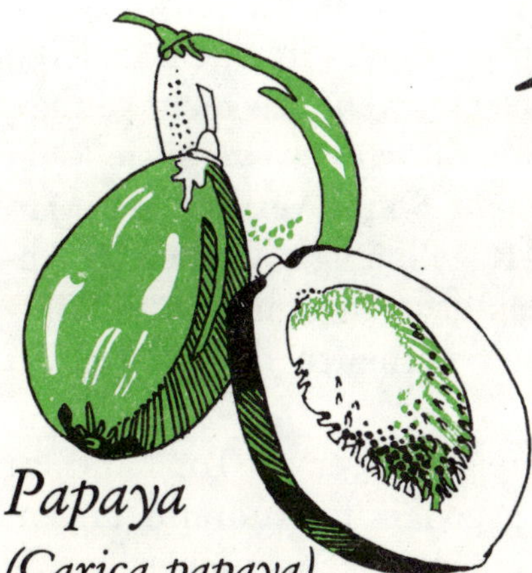

Papaya

(Carica papaya)

Papaya gehört zur Familie der Caricaceae und stammt aus Westindien und Mittelamerika, wo sie aus wildwachsenden Arten gezüchtet wurde. Der Baum kann zwischen 6 und 9 m hoch werden und hat große, stark gelappte Blätter. Die Frucht ist birnenförmig und hat eine gelborange Schale. Sie ist das ganze Jahr über gelegentlich in gut sortierten Obsthandlungen erhältlich. Das Fruchtfleisch ist ebenfalls gelborange und butterweich, in der Mitte der Frucht sitzen die Samenkörner zu hunderten.

Für die Aussaat schält man die Samenkörner mit einem Löffel aus der Frucht, breitet sie auf Zeitungspapier aus und läßt sie dort ca. 24 Stunden lang trocknen. Jeder Samenkern ist mit einer harten Samenschale umgeben; es genügt ein leichter Druck darauf, und der eigentliche Samen springt heraus. Entfernt man vor der Aussaat die Samenschale nicht, so kann es überaus lange dauern, bis der Samenkern keimt.

Man sät 10 bis 12 Samen in sehr poröser, feuchter Erde und in einem geräumigen Topf, den man sorgsam mit Tonscherben oder Kiesel einige Zentimeter hoch am Boden dränagiert hat, aus, indem man sie ca. 1 cm mit Erde überdeckt. Den Topf stellt man an einen hellen und warmen Platz. Das Eindringen von Luft in die Erde ist sehr wichtig, deshalb soll auch in entsprechenden Abständen gegossen werden. Es schadet nicht, wenn man die oberste Erdlage täglich mit lauwarmem Wasser braust, und umwickelt man den Topf mit einer Plastikfolie, so soll auf die Luftlöcher nicht vergessen werden, damit die erforderliche Durchlüftung gegeben ist.

Ziemlich bald erscheinen kleine Pflanzen, wovon man alle bis auf die stärkste aus dem Topf entfernt. Man kann versuchen, die schwächeren Pflänzchen mit etwas Erde an den Wurzeln vorsichtig in einem anderen Topf zu pflanzen, darf aber nicht enttäuscht sein, wenn das nicht gelingt, denn die Papayapflanze ist sehr empfindlich. Sie will es, wenn sie klein ist, hell haben. Je größer sie wird, desto mehr Sonne verträgt sie. Man braust sie täglich mit lauwarmem Wasser. Regelmäßiges Gießen in Abständen, die erlauben, daß Luft in die Erde eindringen kann, sowie Nährstoffzufuhr während der helleren Jahreszeit verhelfen der Pflanze zu einem guten Fortkommen.

Papaya ist äußerst empfindlich gegen zuviel Wasser im Topf und im Untersatz. Sie ist außerdem empfindlich gegen Luftverunreinigungen, was man bedenken sollte, wenn man an einer verkehrsreichen Straße wohnt. Junge Pflanzen werden leicht von Krankheiten befallen, wenn es einem aber glückt sie großzuziehen, hat man eine schöne Topfpflanze, die sich viele Jahre hält.

Der Papayabaum enthält Papain, ein eiweißspaltendes Enzym, das man bei der Frischhaltung von Fleisch und bei der Herstellung von Zahncremen und Schönheitsmitteln verwendet.

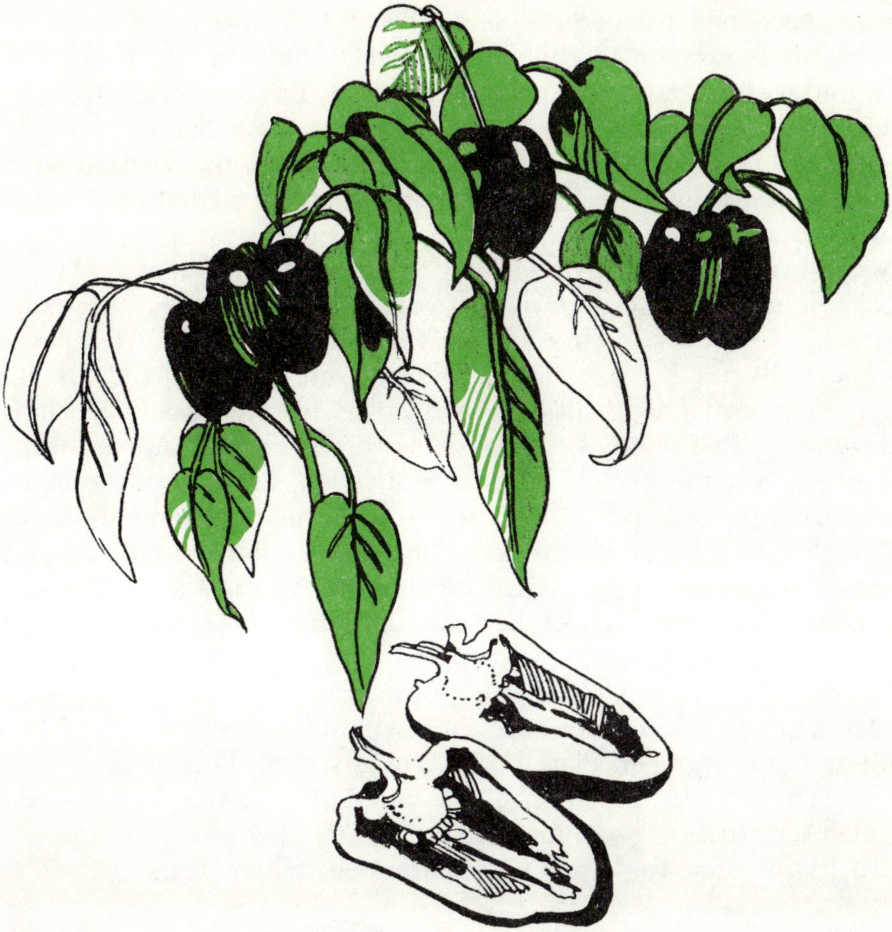

Paprika

(Capsicum annuum)

Von dieser Pflanze gibt es mehr als 2000 verschiedene Arten. Der grüne Paprika, der uns als Gemüse wohlbekannt ist, der Spanische Pfeffer als Zimmerpflanze, und eine Anzahl kleinfrüchtiger Arten, die u. a. zum Cayennepfeffer vermahlen werden, sind einige davon; sie alle gehören zur Familie der Solanaceae. Paprika stammt ausschließlich aus Südamerika, wurde im 16. Jahrhundert nach Europa eingeführt und verbreitete sich dann schnell, u. a. in die wärmeren Teile Asiens.

Der Paprika unserer Tage ist durch Zucht- und Sortenauswahl aus verschiedenen kleinfrüchtigen Arten entstanden, die vornehmlich in

Ungarn betrieben worden ist. Seine Blüten sind klein und weiß, seine Früchte sind stark unterschiedlich in der Form. Unreife Früchte sind grün und werden dann rot, gelb oder violett. Die Früchte mancher Paprikasorten bleiben, auch wenn sie reif werden, grün. Seinen besonderen Geschmack verdankt der Paprika dem Capsaicin, das konzentriert in den Samen enthalten ist; deshalb entfernt man die Samen auch aus dem Paprika, bevor man ihn ißt.

Wenn man die Samen vorher einige Tage an einem warmen Platz zum Trocknen liegen läßt, eignen sie sich vorzüglich zur Aussaat. Man sät die Samen im Topf oder in einer der im Handel erhältlichen Aussaatkisten aus und stellt das Aussaatgefäß, am besten mit Bodenwärme, an einem hellen Platz auf. Die Erde hält man etwas feucht. Sobald die jungen Pflanzen anwachsen und ca. 3 cm groß geworden sind, schult man sie, z. B. in Torfbriketts, die beim Gießen aufschwellen, um. Wenn sie dann ca. 10 cm groß geworden sind, setzt man sie in einen größeren Topf in gewöhnliche Topferde um. Man kann aber auch schon von Anfang an in Torfbriketts aussäen. Eine Glasplatte über der Aussaatkiste oder eine um den Topf gewickelte Plastikfolie mit Luftlöchern hält die Luftfeuchtigkeit. Der Aufstellungsort soll warm, hell und sonnig mit Schatten gegen die stärkste Sonnenbestrahlung im Sommer sein.

Man kann eine Paprikapflanze abhärten und im Sommer an einem geschützten und sonnigen Platz im Freien aufstellen. Die Abhärtung geht so vor sich, daß man die Pflanze an einen Aufenthalt im Freien über 24 Stunden schrittweise gewöhnt, indem man sie über einen Zeitraum von ca. 10 Tagen jeden Tag etwas länger draußen stehen läßt.

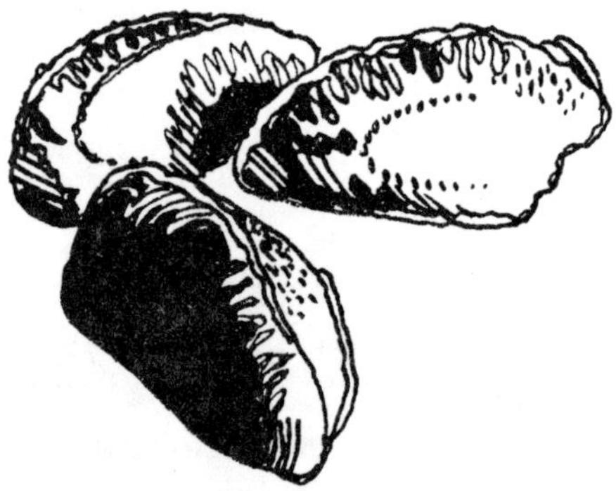

Paranuß

(Bertholletia excelsa)

Die Paranuß gehört zur Familie der Lecythidaceae, stammt aus Brasilien und wächst dort als hoher Baum im Dschungel. Wie viele

Urwaldpflanzen, bildet der Baum Luftwurzeln aus, die strebepfeilerartig die Wurzeln in der Erde mit dem Stamm verbinden. Die Blätter sind vollrandig, breit länglich mit ausgeprägter Äderung. Die Blüten sind cremefarben. Die Frucht ist rund und groß mit steinharter Schale, in der die Samen, die sogenannten Paranüsse, liegen. Die Bezeichnung kommt von der brasilianischen Hafenstadt Para, dem heutigen Belem, von wo aus die Paranüsse verschifft werden.

Das Aussetzen von Paranüssen kann zur umständlichen Prozedur werden. Zuerst sollte man die Schale der Paranuß abschmirgeln oder abfeilen, sodaß der Keim sie leichter durchdringen kann. Man setzt die Nuß in leichte, feuchte Erde in einem tiefen Tontopf, indem man sie mit 2 bis 3 cm Erde überdeckt. Eine verbesserte Durchlüftung der Erde durch Bodendränage ist dabei von Vorteil. Ein warmer Aufstellungsort, ruhig über 25 °, und erhöhte Luftfeuchtigkeit durch eine Plastikfolie mit Luftlöchern über dem Topf fördern das Keimen der Nuß. Man besprüht die oberste Erdlage mit lauwarmem Wasser, und zwar in solchen Abständen, daß Luft in die Erde eindringen kann.

Die anwachsende Pflanze sollte an einem hellen und sonnigen Ort aufgestellt, gleichmäßig gegossen und reichlich mit Nährstoffen versorgt, ihre Blätter sollten täglich abgebraust werden. Nachdem die Pflanze entsprechend gewachsen ist, sollte sie umgesetzt werde.

Passionsfrucht
(Passiflora)

Die Passionsblumen gehören zur Familie der Passifloraceae, wobei die meisten ihrer etwa 400 Arten aus den tropischen Zonen Amerikas stammen. Ihre Früchte werden auch Granadillen genannt, eine Bezeichnung, die ihnen die spanischen Eroberer gaben, die sie für kleine Granatäpfel – Granatapfel spanisch granadilla – hielten. Passionsblumen sind Rankpflanzen oder Stauden. Einige Arten der Passionsblume tragen große und prachtvolle Blüten und sind bei uns mittlerweile zu bekannten Topfpflanzen geworden.

So mancher schon wird sich gefragt haben, was mit seiner Topfpflanze los ist, wenn sie plötzlich ihre erste grüne, später gelbe pflaumengroße Frucht hervorgebracht hat. Wie bei anderen Passionsblumen ist diese

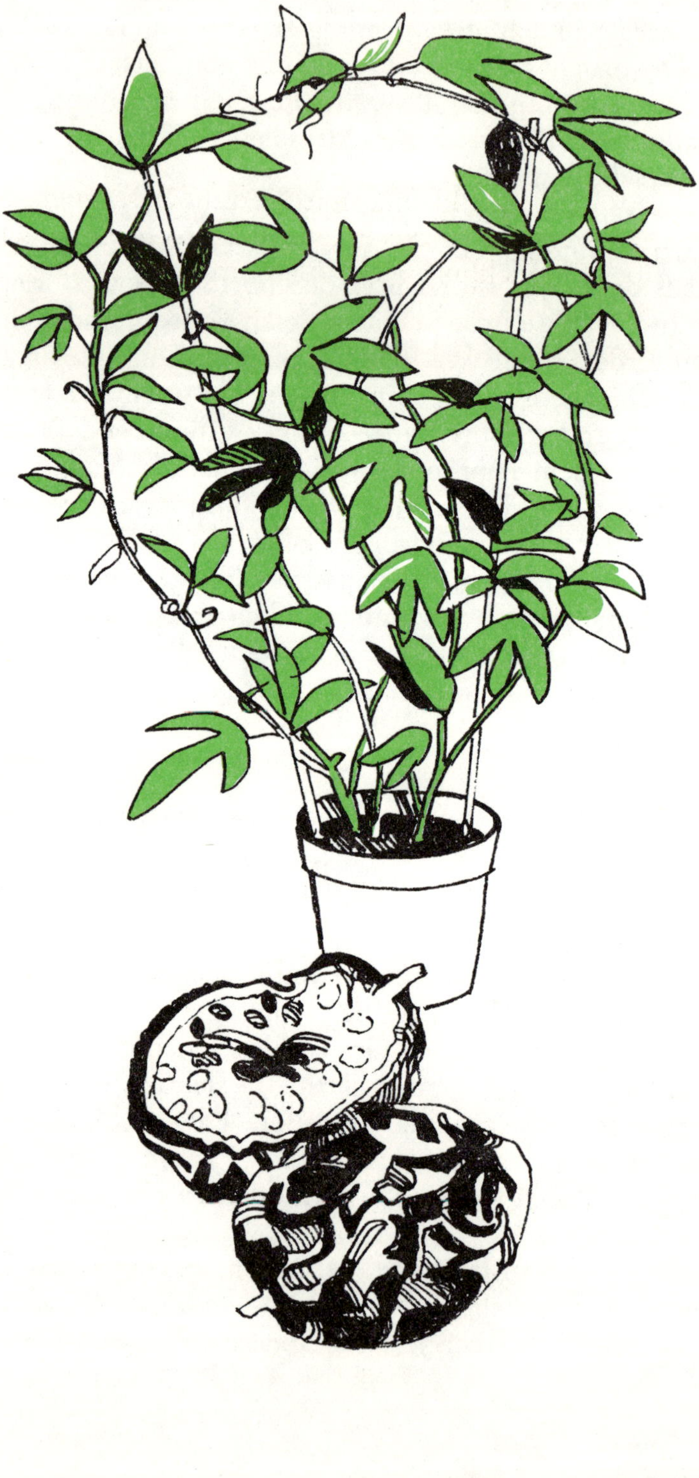

Frucht, richtiger Beere, sehr gut zu genießen. Passionsfrüchte sind heutzutage von Oktober bis April im Handel erhältlich. Die gängigsten Sorten sind Passiflora edulis und Passiflora laurifolia.

Man schält die Kerne mit einem Löffel aus der Frucht und wäscht sie gründlich mit lauwarmem Wasser. Danach läßt man sie ca. 24 Stunden trocknen und sät sie im Topf oder in der Aussaatkiste mit gewöhnlicher, feuchter Topferde aus. Man kann auch die handelsüblichen Torftöpfchen, die beim Gießen zu kleinen mit Netzen versehenen Beutelchen aufschwellen, verwenden. Ist die Pflanze entsprechend gewachsen und braucht zu ihrer Entwicklung mehr Platz, muß sie in einen größeren Topf umgesetzt werden. Man stellt den Topf oder die Aussaatkiste an einem warmen Ort auf und hält die Erde gleichmäßig feucht. Man besprüht die oberste Erdlage täglich mit lauwarmem Wasser und sorgt für hohe Luftfeuchtigkeit mittels Plastikfolie mit Luftlöchern über dem Topf oder einem Deckel auf der Aussaatkiste. Die anwachsende Pflanze stellt man an einem hellen, sonnigen Platz mit Schatten gegen die Mittagssonne auf. Man gießt die Pflanze regelmäßig und führt während der helleren Jahreszeit Nährstoffe zu, die Blätter braust man täglich mit lauwarmem Wasser. Man setzt die Pflanze um, sobald sie mehr Platz braucht. Man bestäubt die Blüten künstlich, indem man mit einem Pinsel oder einer Feder den Blütenstaub von einer Blüte auf die andere überträgt. Die Früchte reifen im Spätsommer oder im Herbst.

Im Winter fallen der Passionsblume die meisten ihrer Blätter ab, sie soll in dieser Zeit weniger Wasser und keine Nährstoffe erhalten. Zeitlich im Frühling soll sie zurückgeschnitten und umgesetzt werden. Sie ist eine Tropenpflanze und daher empfindlich gegen Luftzug und Kälte.

Ihren Namen verdankt die Passionsblume einem Jesuitenpater auf Mission in Peru. Er glaubte während einer Erscheinung, die er angesichts einer Passionsblume hatte, aus ihrem merkwürdigen Aufbau die Leidensgeschichte Jesu ablesen zu können.

Pekanuß

(Carya illinoänsis)

Die Pekanuß gehört zur Familie der Juglandaceae und stammt aus dem Süden der USA. Sie gehört zur selben Pflanzenfamilie wie die Walnuß, unterscheidet sich aber von dieser durch ihre glatte, rotbraune Schale.

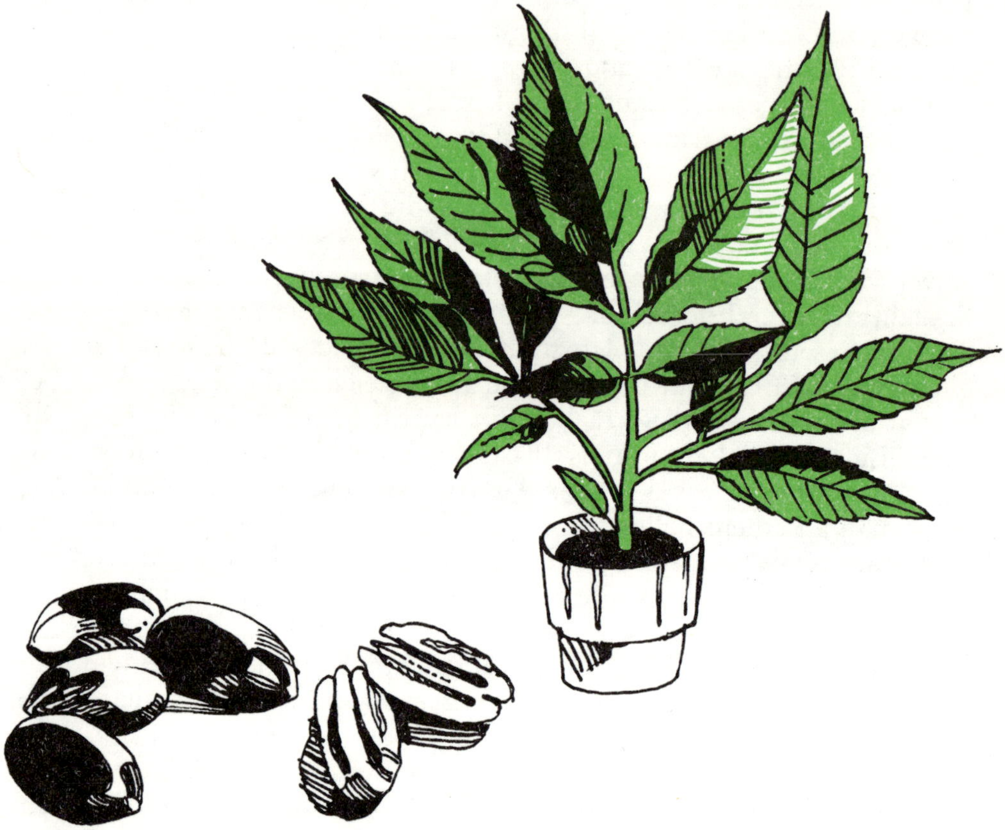

Abschmirgeln oder Abfeilen der Nuß vor dem Setzen erleichtert es dem Keim, die Schale zu durchdringen. Man setzt die Nuß in einem tiefen Topf mit gewöhnlicher, gut durchfeuchteter Erde, indem man sie ca. 3 cm mit Erde überdeckt. Mit einer Plastikfolie mit Luftlöchern erzielt man hohe Luftfeuchtigkeit, das Besprühen der obersten Erdlage mit lauwarmem Wasser erlaubt es, daß nur in großen Abständen gegossen werden muß. Eine ca. 2 cm hohe Bodendränage ergibt die entsprechende Durchlüftung der Erde.

Beim Erscheinen des ersten Triebes stellt man den Topf an einem hellen und sonnigen Ort auf. Im Sommer braust man die Blätter täglich, hält die Erde gleichmäßig feucht und führt reichlich Nährstoffe zu. Es kann schwierig sein, einen Pekanußbaum über längere Zeit im Zimmer über die Runden zu bringen, mit seiner Schönheit entschädigt er aber doch für die Mühe.

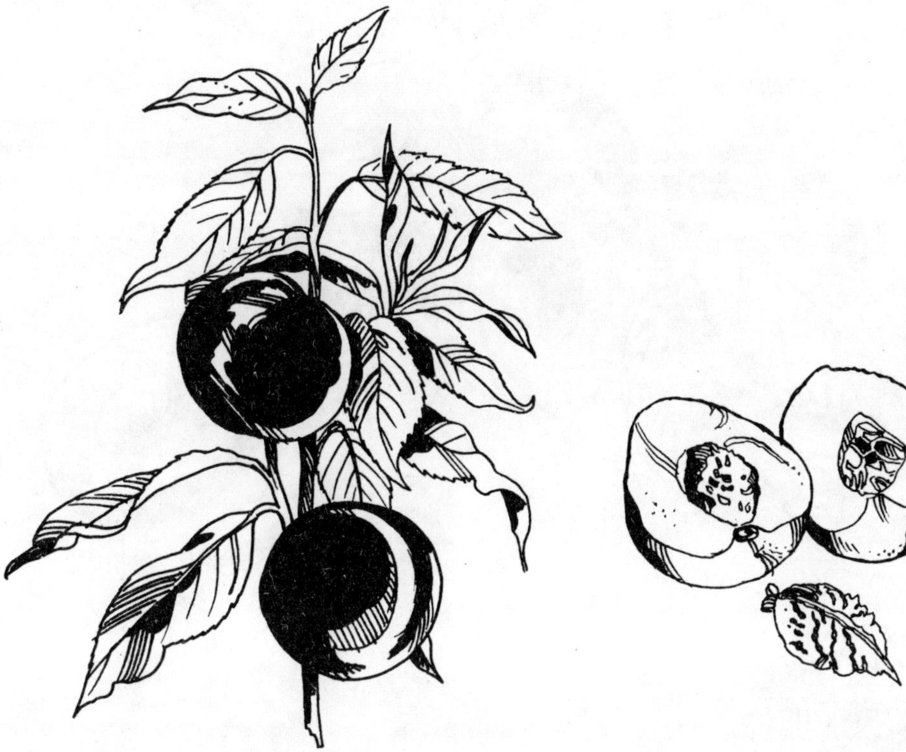

Pfirsich

(Prunus persica)

Der Pfirsich gehört zur Familie der Rosaceae. Er stammt aus China und ist nahe verwandt mit der Aprikose. Die Heere Alexander des Großen lernten den Baum in Persien während ihres Feldzuges nach Osten kennen. Von dort erhielt der Pfirsich – Prunus persica – seinen Namen. Der Baum ist niedrig, hat lanzettförmige, schmale Blätter und trägt schon zeitlich im Frühling an noch unbelaubten Ästen sehr schöne rosarote Blüten. Die Früchte sind samtig behaart, gelb und an der der Sonne ausgesetzten Seite mehr oder weniger gerötet. Der Kern ist rauh an der Oberfläche und ziemlich leicht zum Keimen zu bringen.

Über das Pflanzen der Kerne siehe unter Aprikose S. 32.

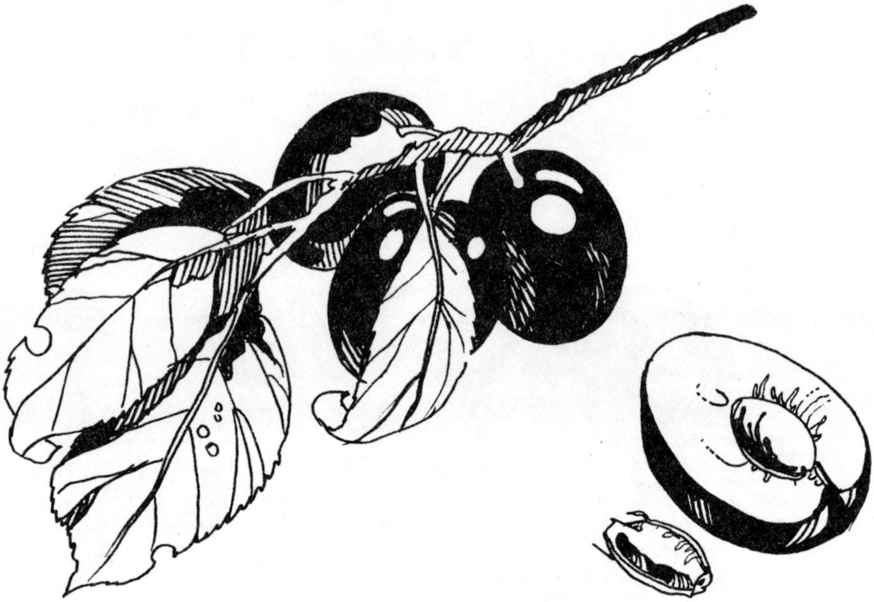

Pflaume

(Prunus domestica)

Die Pflaume gehört zur Familie der Rosaceae. Ihre veredelten Sorten sind Kreuzungen zwischen der asiatischen Kirschenpflaume und dem bei uns heimischen wildwachsenden Schlehdorn. Die Pflaume ist sehr artenreich, als Frucht gibt es sie in allen möglichen Farbschattierungen. Auch die ursprünglich wildwachsende Krieche oder Kriechenpflaume kann im Stammbaum veredelter Pflaumensorten eine Rolle spielen.

Im Mittelalter wurde die Pflaume vom Osten her nach Europa eingeführt.

Pflaumenkerne sind mitunter steril, man ist daher, wenn man sie setzt, leider manchmal erfolglos. Trotzdem hat man große Chancen auf einen kleinen Pflaumenbaum im Fenster, wenn man die Kerne vor dem Setzen stratifiziert. Außerdem weiß man nie, welche Sorte von Pflaumen im Topf heranwächst, da die Pflaume in der Aussaat nicht sortenrein ist. Im erwerbsmäßigen Obstbau wird die Pflaume durch Aufpfropfen vermehrt.

Über das Pflanzen der Kerne siehe unter Kirsche S. 63.

Pomeranze – *Bitterorange*

(Citrus aurantium amara)

Die Pomeranze gehört zur Familie der Rutaceae und stammt aus Indochina. Im 9. Jahrhundert kam sie nach Arabien und im frühen 11. Jahrhundert pflanzte man die ersten Pomeranzenbäume in Europa, und zwar auf Sizilien. Die Frucht ist bei uns von Jänner bis März im Handel. Die Schale ist stark aromatisch und wird für die Herstellung von Marmeladen und verschiedene Bäckereien verwendet. Das Fruchtfleisch ist sehr sauer.

Die Bergamotte, Citrus aurantium bergamia, wird vorwiegend für die Herstellung von Bergamotteöl, das in der Schale enthalten ist, gezogen. Dieses Öl ist u. a. Bestandteil verschiedener Parfüms.

Über das Pflanzen der Kerne siehe Orange S. 80.

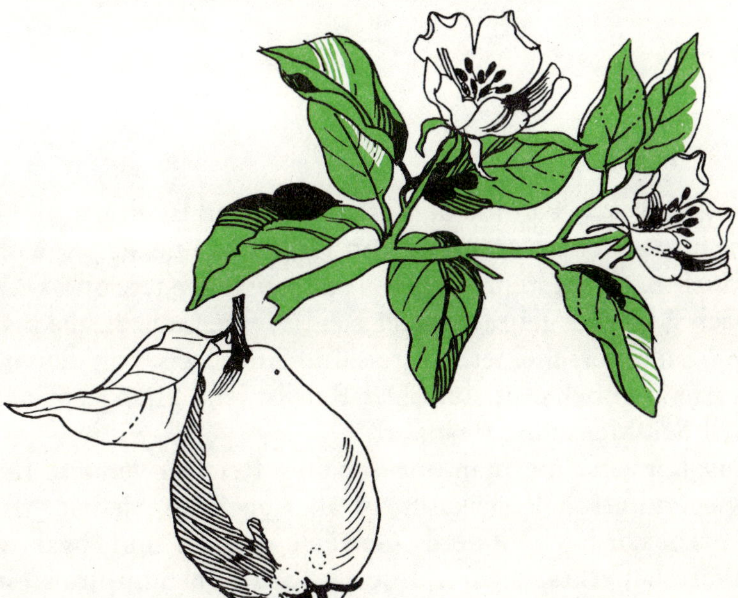

Quitte

(Cydonia oblonga)

Die Quitte gehört zur Familie der Rosaceae und ist nahe verwandt mit Apfel und Birne. Sie wächst im Fernen Osten wild und gehört zu den alten Kulturpflanzen der Mittelmeerzone. In Griechenland begann man um das Jahr 100 v. Chr. mit ihrer Kultivierung, von dort verbreitete sie sich nach West- und Nordeuropa. Es handelt sich um einen größeren Strauch, oder, wie man will, um einen kleineren Baum. Die Blätter sind an der Unterseite behaart, die Blüten einzeln stehend, groß und ähnlich den Apfelblüten. Auch die Frucht ist behaart und ähnlich dem Apfel oder der Birne, jedoch kleiner.

Als beste Quittensorte galt die aus Cydonia auf Kreta, daher auch der Gattungsname. Die Frucht war früher ein Symbol für Glück, Liebe und Fruchtbarkeit, eine zukünftige Braut aß sie, um sich Aphrodite, der Göttin der Liebe, zu weihen. Die Früchte werden nicht roh genossen, sondern zu Kompotten, Marmeladen oder Gelees verkocht, Möglichkeiten, die in Anbetracht des guten Geschmacks, z. B. von Quittenmarmelade, öfters genützt werden sollten.

Über das Pflanzen der Samen siehe unter Apfel S. 29.

Reis

(Oryza sativa)

Der Reis gehört zur Familie der Gramineae und ist eine uralte Kulturpflanze, die aus Südchina stammt. Von China hat sie sich sowohl nach Osten als auch nach Westen, nach Europa, ausgebreitet, und wurde erst von hier nach Amerika gebracht. Der Reis ist eine Grasart, die bis zu 1 m hoch wird. Man unterscheidet Bergreis und Sumpfreis, von dem eine Unzahl von Varietäten bekannt sind. Der Reis ist jene Pflanze, von der sich der Großteil der Menschheit ernährt.

Beim Auspflanzen muß man ungeschälten Reis verwenden. Reis wird zwar vorwiegend geschält verkauft, ist aber auch ungeschält erhältlich.

Der Bergreis wird wie anderes Getreide gebaut, und zwar meist in Süd- und Mittelamerika, während der Anbau von Sumpfreis eine sehr umständliche Prozedur mit Bewässerung der Felder u. a. m. ist.

Zu Hause kann man den Reis entweder in ein Einsiedeglas auf feuchte Watte legen und zusehen, wie er keimt. Oder man setzt ihn im Topf oder in der Aussaatkiste in gewöhnlicher Topferde. Die Erde soll dabei gut feucht sein. Ein Deckel oder eine Plastikfolie über Topf oder Aussaatkiste ergibt hohe Luftfeuchtigkeit. Man stellt das Aussaatgefäß an einem warmen Platz auf, damit auch die Erde auf gute Temperatur kommt.

Sobald die Reispflanze ca. 10 bis 15 cm groß geworden ist, setzt man sie um, und zwar am besten in einen Topf mit dichtem Boden, sodaß beim Gießen das Wasser ein wenig über der Erde stehenbleibt. Man verwendet beim Umsetzen schwere, ruhig auch lehmhaltige Erde.

Es ist nicht sehr wahrscheinlich, daß die Pflanze neue Reiskörner als Früchte trägt, zumal sie sehr viel Sonne und Wärme braucht. Reis ziehen ist aber in allen Fällen als Experiment reizvoll.

Satsuma
(Citrus reticulata var. unshiu)

Satsuma gehört zur Familie der Rutaceae und stammt aus der Provinz Satsuma auf der Insel Kyushu in Japan. Sie ist eine der zahlreichen Mandarinenarten, wie z. B. auch die Tangerine, und ist bei uns von Oktober bis Jänner erhältlich. Leider wird sie oft in den Geschäften als Clementine geführt. Sie ist aber bedeutend billiger als diese.

Über das Pflanzen der Kerne siehe Orange S. 80.

Spanischer Pfeffer
(Capsicum annuum)

Der Spanische Pfeffer gehört zur Familie der Solanaceae und ist identisch mit dem Paprika, ist aber einer Veredelung oder Zuchtauswahl nicht unterzogen worden. Spanischer Pfeffer ist eine bekannte Topfpflanze. Er macht sich mit seinen rot, gelb und lila leuchtenden Früchten an den Zweigspitzen sehr gut im Fenster. Die Blüten sind klein und weiß. Die Früchte können bei der Speisezubereitung als Gewürz Verwendung finden, man sollte dabei aber, nachdem ihr Geschmack unerhört scharf ist, Vorsicht walten lassen.

Über die Anzucht der Pflanze aus den Samen siehe unter Paprika S. 85.

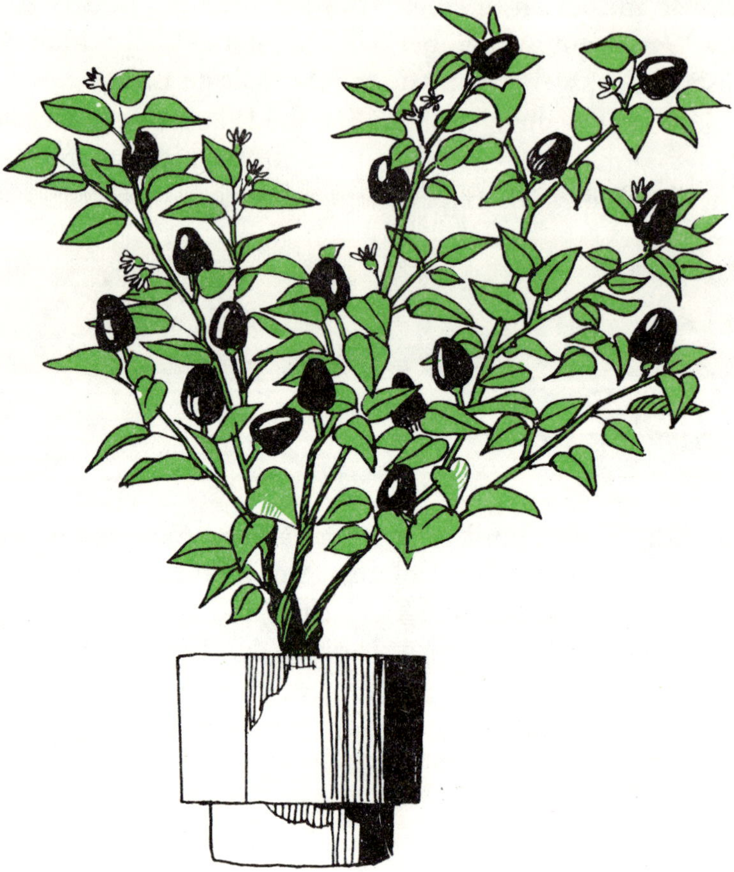

Tomate

(Solanum lycopersicum)

Die Tomate gehört zur Familie der Solanaceae. Die uns bekannte kleinfrüchtige Sorte ist ursprünglich in Südamerika beheimatet, von wo sie sich über den Kontinent ausbreitete. Erst in Mexiko, wohin sie unter anderem gelangte, wurde sie und zwar von den Azteken, eigentlich kultiviert. Die Azteken zogen nicht nur größere Früchte als wir heute, sie gaben ihr auch – tumat – ihren Namen. Um die Mitte des 16. Jahrhunderts wurde die Tomate nach Europa gebracht und erfreute sich hier alsbald großer Beliebtheit, erweckte aber auch einiges Mißtrauen: man

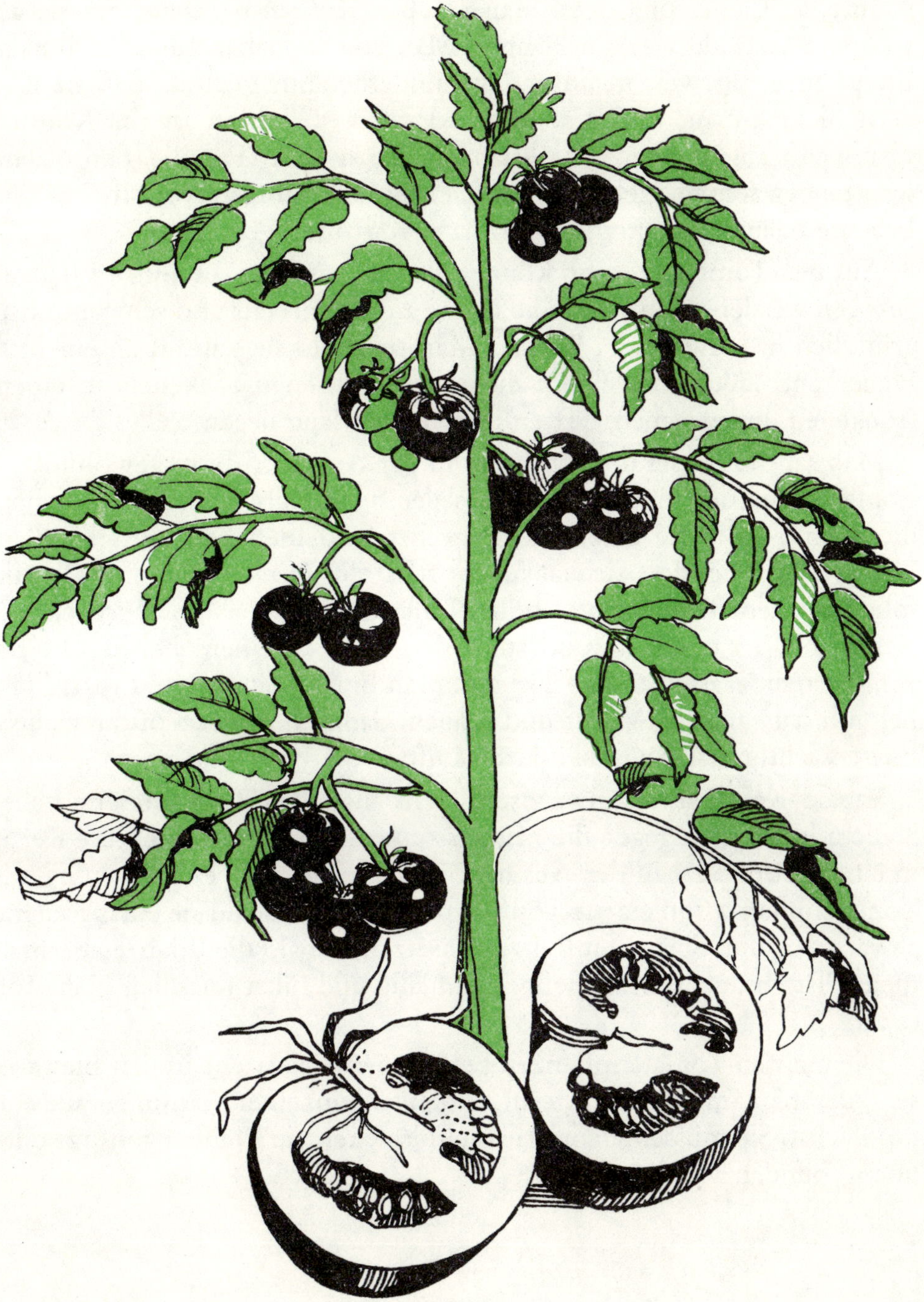

nannte sie Liebesapfel, weil man glaubte, daß sie bei dem, der sie aß, wärmere Gefühle wecken konnte. Man zog sie daher zunächst nur als Zierpflanze. Bis weit in unser Jahrhundert nahm man an, daß sie Kindern nicht guttut, und erst in den letzten 30 Jahren ist ihr Konsum sprunghaft angestiegen. Alle Pflanzen, die zu ihrer Familie, den Nachtschattengewächsen, gehören, sind giftig, bei einigen von ihnen sind Früchte oder Wurzelknollen (Tomate, Kartoffel) genießbar.

Aus den Tomatenkernen können durch Aussaat neue junge Pflanzen gezogen werden. Man schält die Kerne aus der Frucht und schwemmt sie gründlich in lauwarmem Wasser. Man trocknet sie gut auf einem Blatt Papier und läßt sie in einem dicht verschlossenen Säckchen an einem trockenen und warmen Ort einige Wochen lang liegen.

Man sät die Kerne im Topf oder in der Aussaatkiste in gewöhnlicher Topferde aus oder verwendet eines der handelsüblichen Torftöpfchen, die beim Gießen zu einem netzbewehrten kleinen Topf aufschwellen. Die Erde soll bei der Aussaat feucht sein. Ein Deckel oder eine Plastikfolie über dem Topf ergibt erhöhte Luftfeuchtigkeit. Man überdeckt die Kerne mit 0,5 cm Erde und stellt den Topf an einem hellen Ort bei Zimmertemperatur 16 ° bis 20 ° auf. Man braust die oberste Erdlage täglich mit lauwarmem Wasser und braucht dadurch nicht so oft zu gießen. Es ist wichtig, daß zwischendurch Luft in die Erde eindringen kann.

Sobald Keimblätter anwachsen, stellt man den Topf an sehr heller Stelle mit Schatten gegen die Mittagssonne auf. Hat man mehrere Kerne in einem Topf oder in der Aussaatkiste ausgesät, wird es notwendig, die Tomatenpflanzen in eigene Töpfe umzuschulen, sobald sie entsprechend gewachsen sind. Später muß man umsetzen, sobald die Pflanze abermals mehr Platz braucht. Man gießt regelmäßig und führt reichlich Nährstoffe zu.

Die meisten Tomatenpflanzen bekommen Geiztriebe in den Blattachseln, die man am besten entfernt, sodaß ein einzelner Stamm gerade emporwächst. Sie müssen, damit sie nicht knicken, an Pfählen gestützt oder hochgebunden werden.

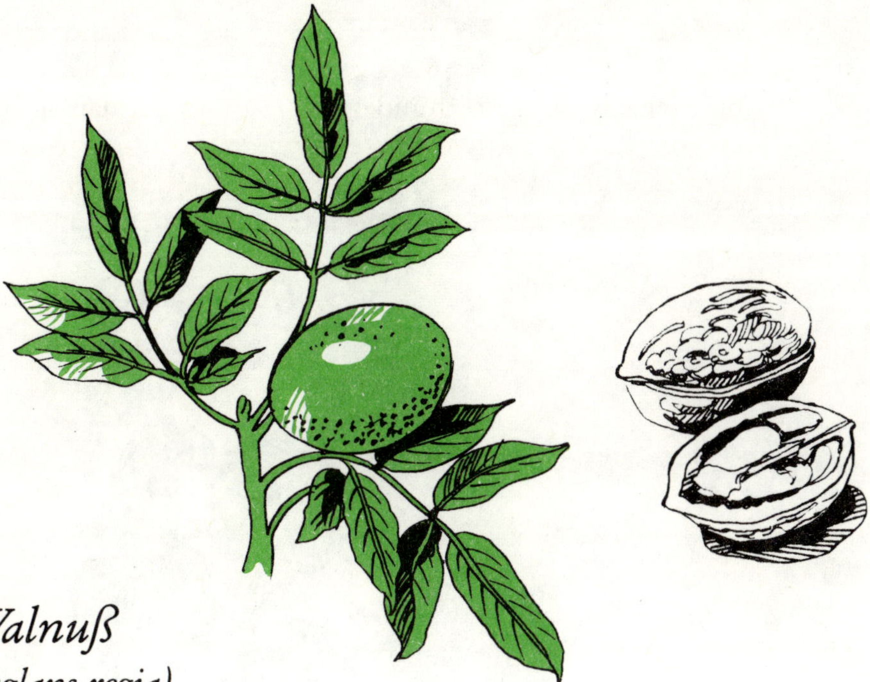

Walnuß

(Juglans regia)

Die Walnuß gehört zur Familie der Juglandaceae und wächst in der Landzone, die sich zwischen der Balkanhalbinsel und dem Himalaya erstreckt, wild. Sie wird heute in weiten Teilen der Erde gepflanzt und ist auch z. B. für weit nördlich gelegene Gebiete Europas ausreichend widerstandsfähig.

Die Frucht ist eigentlich keine Nuß, sondern eine Steinfrucht, die äußere fleischige Hülle aber springt beim Reifwerden auf und gibt die »Nuß« frei. Der Samen, der im Inneren der Schale sitzt, besteht zum großen Teil aus den künftigen Keimblättern. Sie gehen aus dem zerklüfteten Teil des eigentlichen Kerns hervor.

Über das Pflanzen der Walnuß siehe Pekanuß S. 89.

Weintraube

(Vitis vinifera)

Der echte Wein gehört mit einer Anzahl anderer bekannter Topfpflanzen zur Familie der Vitaceae. Er ist eine sehr alte Kulturpflanze, deren

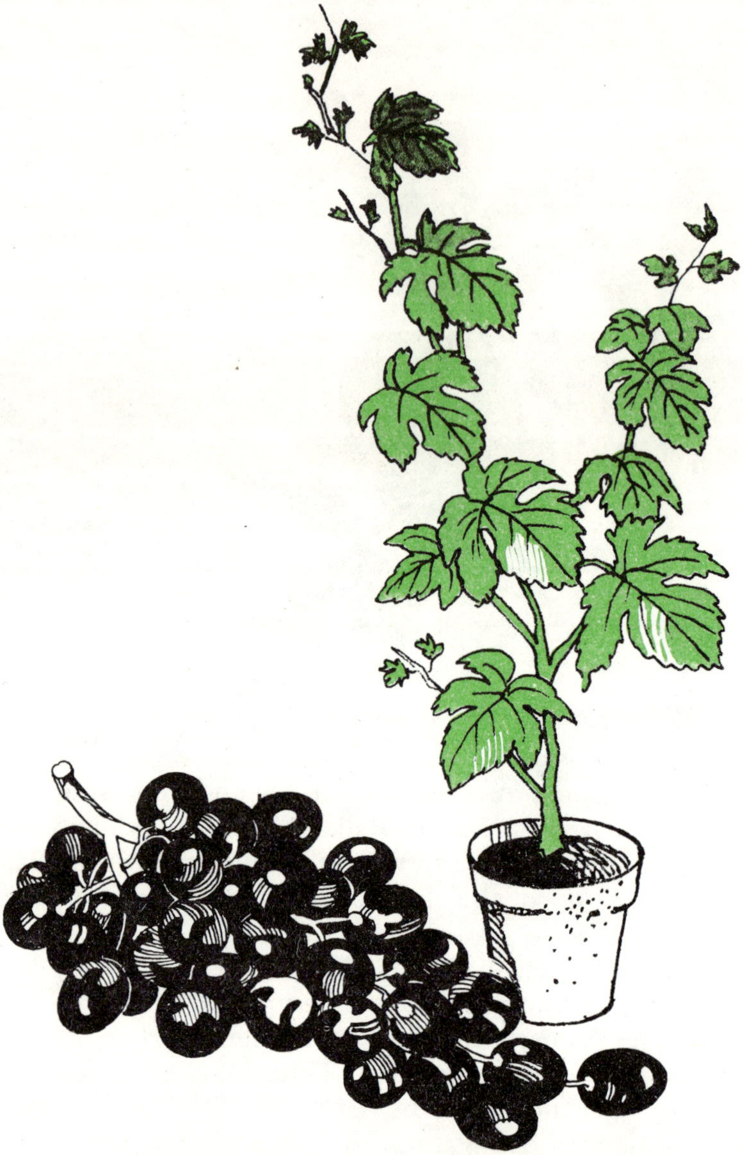

Bedeutung bis in die Zeit lange vor der Gründung des ägyptischen Reiches am Nil zurückreicht. Es gibt eine große Zahl wildwachsender Arten, u. a. in Amerika auch solche, die genießbar sind. Man nimmt an, daß die veredelten Sorten ihre ursprüngliche Heimat im Gebiet südlich des Kaspischen Meeres, im früher sogenannten Armenien, hatten. Heute werden an die 1500 verschiedenen Sorten angebaut, nicht nur, um in erster Linie Wein daraus zu pressen, sondern auch der Trauben selbst wegen.

Weintraubenkerne sind im Topf an heller und warmer Stelle und in gewöhnlicher Blumentopferde, die mäßig feucht gehalten wird, leicht zu ziehen. Nach dem Anwachsen der Pflanze gießt man sie in solchen Abständen, daß Luft in die Erde dringen kann und die Wurzeln atmen können. Reichliche Nährstoffzufuhr ermöglicht entsprechendes Wachsen der Pflanze. Die Blätter braust man zwischendurch mit etwa zimmertemperiertem Wasser. Eine im Zimmer gezogene Pflanze kann zwar Blüten hervorbringen, aber kaum Früchte tragen. An einem geschützten Ort im Garten kann sie das sehr wohl. Nachdem sie geblüht und Früchte gebildet hat, schneidet man sie am besten zurück, damit ihre ganze Kraft den Früchten zugute kommen kann.

Zitrone
(Citrus limon)

Die Zitrone gehört zur Familie der Rutaceae und kommt wahrscheinlich aus den Gebieten südlich des Himalaya. In China kannte man die Frucht lange vor dem Beginn unserer Zeitrechnung, nach Europa kam sie wahrscheinlich erst um das Jahr 100 n. Chr. Gesichert ist diese Zeitangabe jedoch nicht, zumal der Baum oft mit der Zitronatzitrone, einer ganz anderen Pflanze, verwechselt wird. Gewiß ist hingegen, daß Zitronen im 13. Jahrhundert in Spanien und auf Sizilien gezogen wurden, sie kamen also einige Jahrhunderte früher nach Europa, als die ihr verwandten Orangen.

Die Früchte haben einen hohen Zitronensäure- und Vitamin-C-Gehalt, dessen Wirksamkeit gegen den gefürchteten Skorbut schon lange bekannt ist. Man kennt einen Erlaß für die englische Marine aus dem Jahr 1795, nach dem Zitronen zur Bordverpflegung gehören mußten.

Zum Unterschied zu den weißen Orangenblüten sind die Zitronenblüten rosa. Die Blätter sind grün und sind am Blattstiel nicht geflügelt, woran man sie von Orangenblättern leicht unterscheiden kann.

Über das Pflanzen von Kernen siehe unter Orange S. 80.

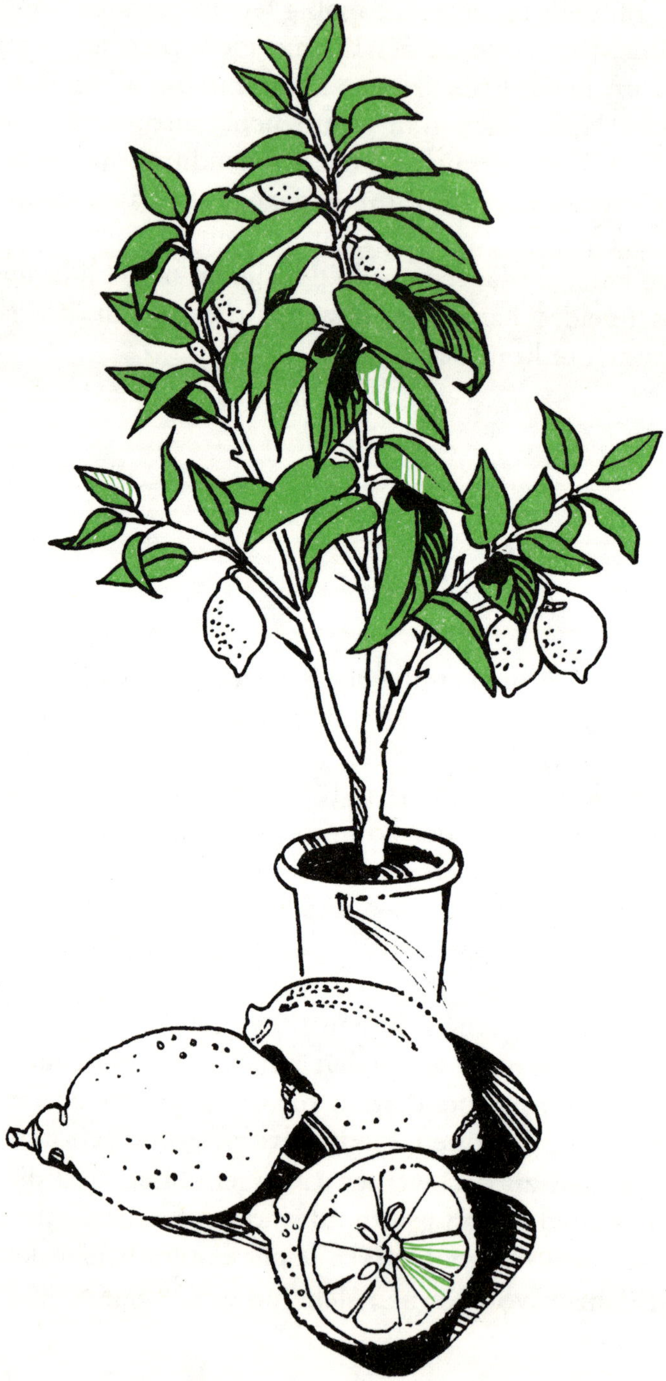

Zitronatzitrone

(Citrus medica)

Die Zitronatzitrone gehört zur Familie der Rutaceae und sieht wie eine Zitrone aus, ist jedoch größer. Sie hat eine sehr dicke Schale und wenig Fruchtfleisch. Ihre Herkunft ist nicht gesichert. Die Soldaten Alexander des Großen haben sie angeblich das erste Mal in der Provinz Medien des alten Perserreiches zu Gesicht bekommen und sie »Apfel aus Medien« genannt. Sie war die erste Zitrusfrucht, die nach Europa gelangte.

Die Fruchtschale wird vergoren und kandiert und bei der Herstellung von Bäckereien und dergleichen verwendet. Bei uns sind meistens nur die getrockneten Schalen erhältlich. In Italien, wo Zitronatzitronen gezogen werden, sind auch die ganzen Früchte aufzutreiben.

Über das Pflanzen der Kerne siehe Orange S. 80.

Zwiebel

(Allium cepa)

Die Zwiebel stammt aus dem westlichen Asien. Sie wächst heute nicht mehr wild. Es gibt zahlreiche Zwiebelarten, die wir bei der Zubereitung von Speisen verwenden und die gemeinsam mit einer Vielzahl von Topfpflanzen und Schnittblumen zur Familie der Liliaceae gehören.

Zwiebel zuhause austreiben zu lassen, zählt zu den unterhaltsamen Experimenten, die besonders Kindern erhebliches Vergnügen bereiten können. Es ist sicherlich für jeden interessant und erstaunlich, beobachten zu können, welche Lebenskraft in einer Zwiebel steckt.

Am besten gibt man die Zwiebel in ein Glas, z. B. in ein Hyazinthenglas, und füllt es bis knapp unter die Zwiebel mit Wasser. Etwas später wachsen Wurzeln und sprießen oben junge Blätter. Läßt man der Zwiebel genügend Zeit zum Wachsen, treibt sie auch eine ganz hübsche Blüte.

Auch den Knoblauch, Allium sativum, kann man im Glas austreiben lassen oder in gewöhnlicher Blumentopferde aussetzen.

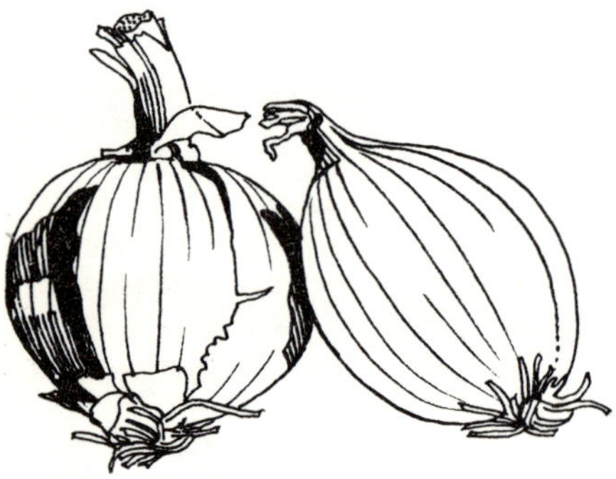 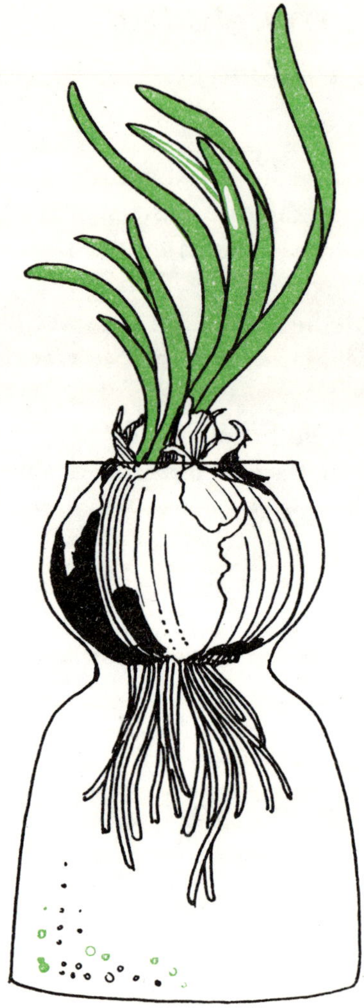

Die jungen Blätter erinnern im Geschmack an Schnittlauch und können geschnitten auf das Butterbrot genommen werden.

Porree, Allium porrum, kann in einer hohen Vase mit wenig Wasser oder in feuchtem Sand gezogen werden.